Knaur

W0351100

Cherno Jobatey

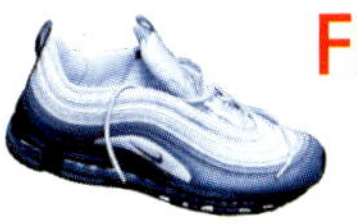

Fit wie ein Turnschuh

Knaur

Cherno Jobatey

Fit wie ein Turnschuh

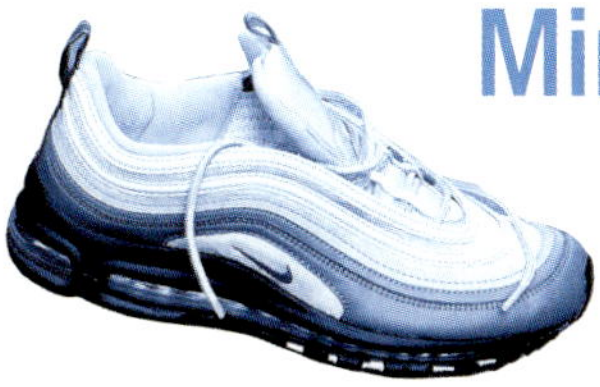

Minimaler Aufwand – maximaler Erfolg

www.knaur-ratgeber.de

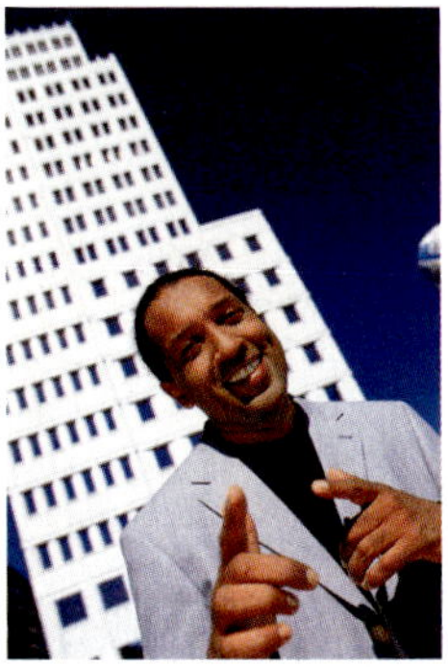

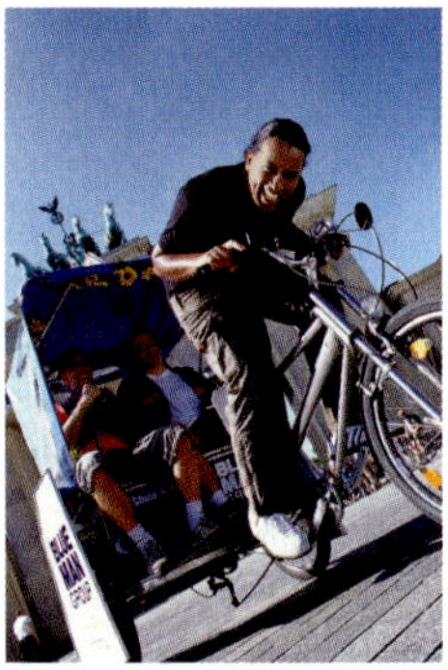

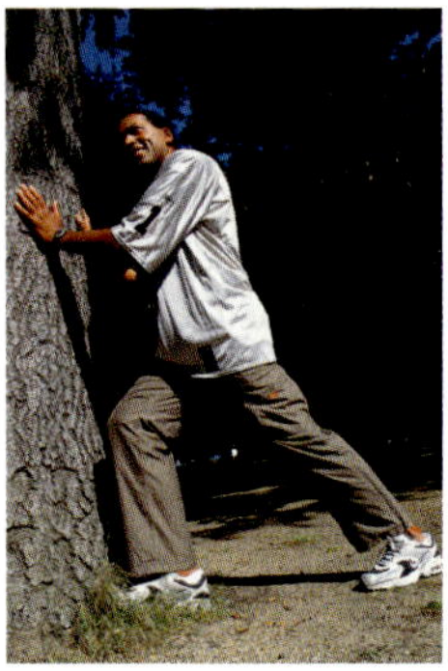

Inhalt

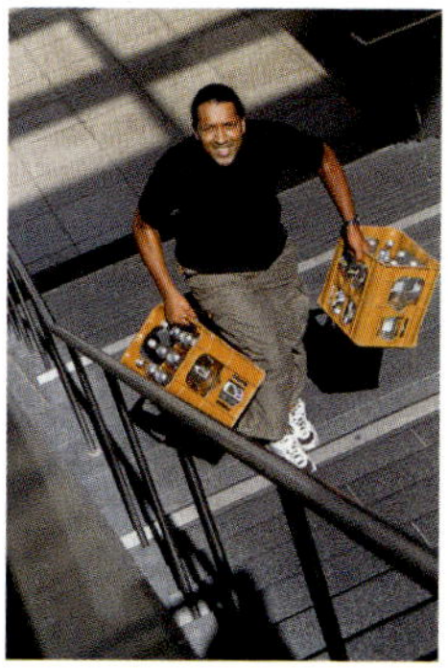

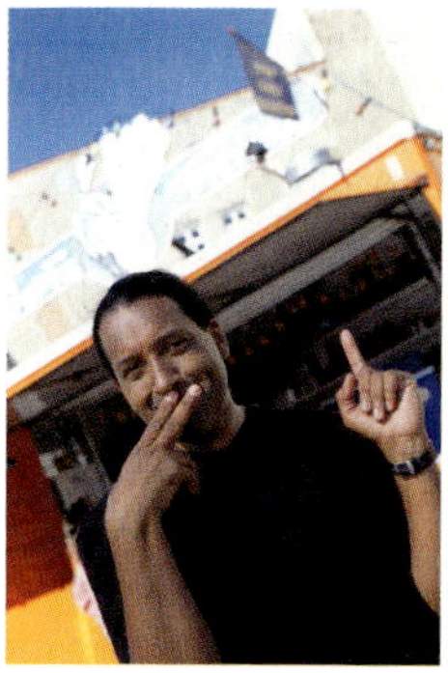

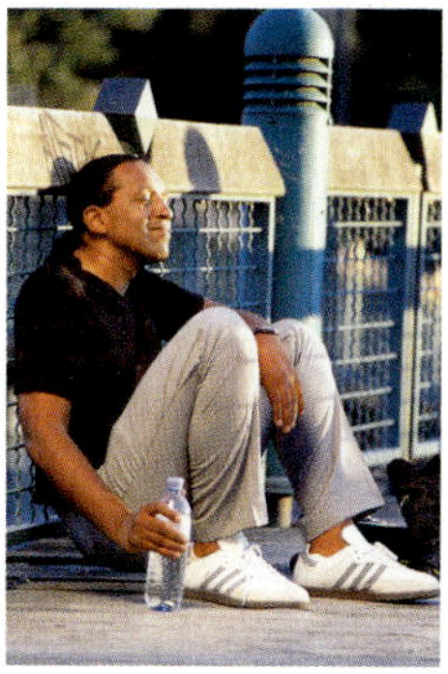

Mein Weg des Turnschuhs

Eigentlich bin ich von Natur aus eher faul. Ich gehöre zu den Leuten, die sich nur so viel bewegen, wie sie unbedingt müssen, und das ging auch lange gut. Irgendwann kreuzte Journalismus meinen Weg. Ich ging auf Pressekonferenzen, das heißt lange rumstehen, nichts tun, um dann später unter Hochdruck zu arbeiten. Beim Fernsehen wurde es noch schlimmer: Als Reporter machte man fünf bis sechs Termine am Tag. Und die sind immer garniert mit Schnittchen, Kuchen und Kaffee – sechsmal am Tag! Ich ging auf wie ein Hefekuchen. Das fiel mir aber damals nicht auf, denn ich arbeitete viel, und meine Karriere startete durch. Der Hammer kam eines Tages völlig unerwartet: Bei einem Termin musste ich länger bleiben, der Ü-Wagen war weg, und ich musste mit den Öffentlichen zurück. Ich rannte ca. 400 Meter zum Bus, um noch rechtzeitig in den Schneideraum zu kommen. Der Fahrer wartete. Dann wollte er aber nicht losfahren. Er fragte, ob alles okay sei. »Sie hecheln wie ein Dackel. Sie werden ja immer blasser. Soll ich den Notarzt rufen? Vielleicht sollte jemand einen Platz für Sie freimachen?« Unter größter Anstrengung schaffte ich es, einigermaßen aufrecht in den hinteren Teil des Busses zu gelangen. Mann, war ich fertig!

Ein älterer Kollege gab mir den Rest: Er erklärte, es gäbe im Leben eines jeden Mannes einen Punkt – so zwischen 25 und 35 –, von dem an ginge es bergab. Statistisch gesehen sei das der 28. Geburtstag. In den USA gäbe es sogar »Over the Hill«-Partys, wo Särge verschenkt würden. Ich war empört! Alt war ich nun wirklich nicht. Aber mein Buserlebnis hing mir nach. Was also tun? Mir meine Abwrack-Prämie abholen? Gehhilfen besorgen? Auf den Tod warten? Nein, das konnte es doch nicht gewesen sein. Ich war doch noch keine 30!

Sind wir mal ehrlich, wir alle haben so etwas oder so etwas Ähnliches schon mal erlebt. Irgendwann merken wir: Die Jugend entschwindet. Spätestens, wenn man meint, es lohne sich wirklich nicht mehr, sich nach einem Euro-Stück zu bücken. An diesem Punkt gibt es die einen, die sich ihrem Schicksal ergeben und den Verlust der Jugend mit Alkohol, Fressalien und anderem Zeugs betäuben. Oder aber man gibt sich nicht auf. Ich entdeckte die Turnschuhe. Oder besser: Ich erkannte, dass mich die Turnschuhe schon lange entdeckt hatten. Ich trug sie ja schon immer. Ich hatte nur ihre Mahnung ignoriert, sie begraben unter Gebirgen von Süßigkeiten, Steaks und sonstigen Schweinereien. Ich musste akzeptieren, dass ich nicht länger gegen meinen Körper leben konnte. Also begann ich mit Sport, ein bisschen Laufen, ein bisschen Fitness.

Doch mit der Zeit verdrängte ich mein Buserlebnis und machte weiter wie vorher: hart arbeiten und natürlich hart feiern. Das brachte mich auf meinen historischen Höchststand von 125 Kilo! Nur 15 Kilo vom alten Kanzleramt entfernt! Mein damaliger Chef raunzte: »Cherno, wäre ich ein Mädel, ich würde mich nicht nach dir umdrehen.« Ich ätzte matt zurück: »Wärst du ein Mädel, bei deinem Bart und den wenigen Haaren, wärst du aber ein hässliches Mädel.« Er trocken zurück: »Mag sein, dass es dich tröstet, dass sich nicht mal die Hässlichen nach dir umdrehen.« Mein sportlicher Bruder bekehrte mich dann endgültig zum Weg des Turnschuhs, zu einem Leben mit Fitness, gesunder Ernährung, sogar Yoga. Das Wunder: Die Pfunde schmolzen, und meine Laune verbesserte sich. Ich war tagsüber wacher, abends müder. Sport und Bewegung haben einen großen Einfluss auf unseren Körper, unseren Geist und unsere Seele. Viele stellen sich unter »Glück« einen immer währenden faulen Sonntagnachmittag in der Hängematte vor. Davon bin ich komplett abgekommen. Ein fitter Körper fühlt sich einfach besser an – unabhängig davon, wie man tatsächlich aussieht. Man ist auch geistig fitter, man kann Stress und Aggressionen besser managen. Dieses Buch erklärt nicht nur, wie ich 35 Kilo verlor. Es zeigt auch, dass dies Spaß machen kann und für jeden möglich ist.

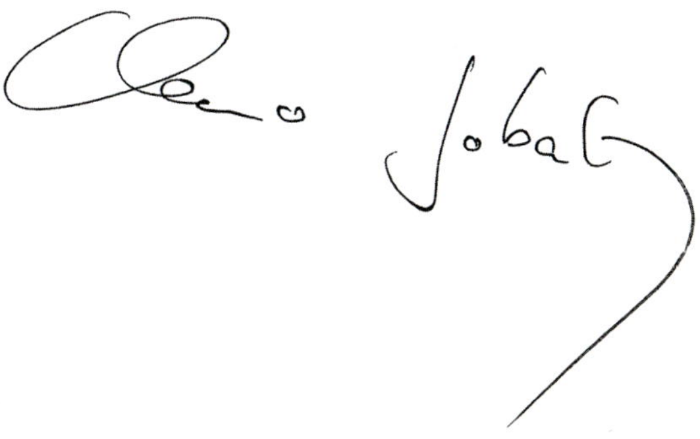

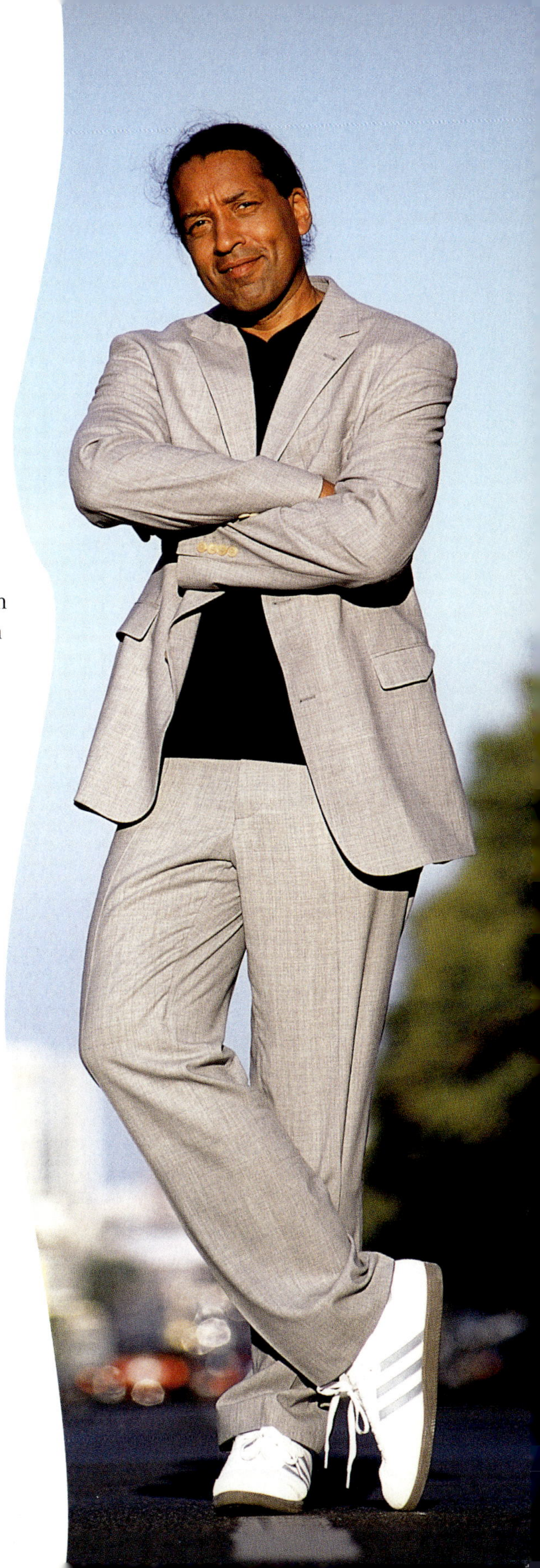

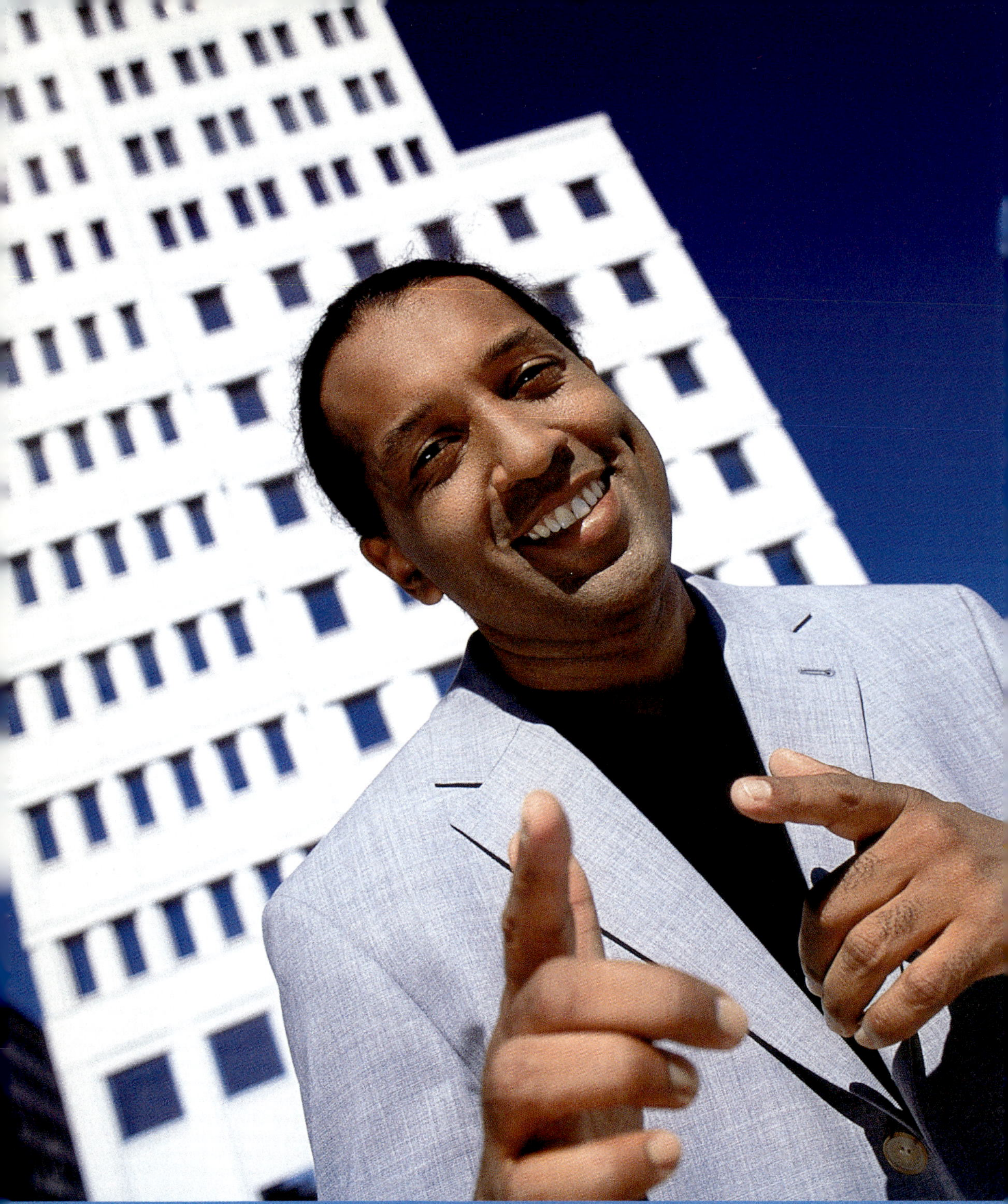

Entscheidung für den Weg des Turnschuhs

Die Evolution hat uns zu dem gemacht, was wir heute sind: zu hochgezüchteten Porsches, die aber nur auf dem Parkplatz hin und her geschoben werden. Dazu wird dieser Porsche betankt mit, ja was wohl, auf jeden Fall nicht mit Superplus, sondern eher mit minderwertigen, ziemlich fettigen Substanzen. Das kann natürlich nicht gut gehen. Was ist dagegen zu tun? Ganz einfach. Wir müssen uns regelmäßig bewegen und ausgewogen ernähren. In der Theorie ist das ganz einfach, ja. Aber in der Praxis? Fangen wir mit der Bewegung an.

Aller Anfang ist schwer

Mit Fitness ist das so wie mit Diäten: Jeder hat schon mal ein Fitness-Studio besucht oder den einen oder anderen Kurs belegt, und bei fast allen kam irgendwann irgendetwas dazwischen. Man hat den einen oder anderen Termin ausfallen lassen, und schließlich ist man gar nicht mehr hingegangen. Ein Großteil derer, bei denen sich der Körper meldet und die sich dann entschließen, etwas zu tun, hört innerhalb von einem Monat wieder auf. Die Einzigen, die sich über dieses Phänomen freuen, sind die Betreiber der Fitness-Studios. Denn gezahlt wird ja weiter.

Der härteste und schwierigste Teil ist also der Anfang. Den können Sie sich erleichtern, indem Sie genau überlegen, welcher »Sport-Typ« Sie sind und welcher Sport Ihnen Spaß macht, bevor Sie einen Jahresvertrag für ein Fitness-Studio unterschreiben oder Ihr Geld in ein schickes Rennrad oder teure Laufschuhe investieren.

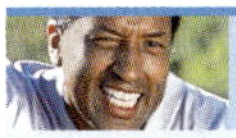

Denken Sie nicht so sehr darüber nach, wie sie gerade drauf sind, denken Sie lieber darüber nach, wie Sie drauf sein möchten, und handeln Sie entsprechend.

Die geistige Vorbereitung

Doch noch bevor Sie sich mit dieser Frage beschäftigen, müssen Sie sich über das »große Ziel« im Klaren sein: Es geht darum, eine dauerhafte Gewohnheit einzurichten. Und das gelingt leichter, wenn das, was man tut, Spaß macht. Form und Inhalt sind zunächst zweitrangig, gegenüber dem tatsächlichen langfristigen Durchhalten. Um es klar zu sagen: Lieber nicht ganz so korrekt und formvollendet gesportelt, aber dafür auch wirklich gesportelt. Der größte Fehler, den man machen kann, ist aufzuhören. Das klingt zwar ein wenig banal, ist es aber nicht. Das bezeugt die hohe Zahl der Aufgeber. Viele überschätzen den Aufwand im Vergleich zum Benefit. Sie haben wenig Lust, sich abzurackern, nur um etwas besser auszusehen.

Doch regelmäßige Bewegung bewirkt weitaus mehr als das. Hier nenne ich Ihnen ein Dutzend gute Gründe dafür, täglich ein bisschen Ihrer Zeit in Ihre Fitness zu investieren:

1. Mehr Kraft
2. Mehr Energie
3. Besseres Aussehen
4. Geringere Wahrscheinlichkeit von Depressionen
5. Vermindertes Krankheitsrisiko
6. Höheres Selbstwertgefühl
7. Absoluter Stressabbau
8. Niedrigerer Blutdruck
9. Geringere Blutfettwerte
10. Geringere Wahrscheinlichkeit von Herz-Kreislauf-Erkrankungen
11. Geringerer Körperfettanteil
12. Ein klarerer Kopf

Geteilte Fitness ist doppelte Fitness. Verabreden Sie sich zum Sporteln. Haben Sie den ersten Ihrer Kumpels überzeugt, wird die Lauf- und Tratschgruppe immer größer. Einer meiner Freunde hasst Laufen – will aber mitreden.

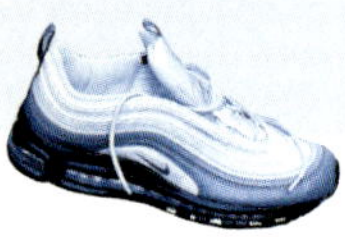

Man könnte diese Aufzählung noch endlos fortsetzen (etwa – Männer hört her – dass Sport höhere Testosteronwerte garantiert), aber Sie haben die Botschaft schon verstanden.

Also machen Sie einen Deal mit sich selbst. Etwa: Ein bisschen Fitness hilft mir, mit meinem ganz persönlichen Stress am Arbeitsplatz besser umzugehen. Oder: Morgens mache ich ein paar Minuten Fitness, statt den gewohnten Eimer Kaffee zu trinken, um wach zu werden. Jeden Tag 15 Minuten – und ich bin fit für den Tag.

Haben Sie sich dafür entschieden, von nun an den Weg des Turnschuhs zu gehen? Dann erzählen Sie allen, die Sie kennen (Ihren Freunden und Ihren Feinden!) davon. Erwähnen Sie ruhig Ihre konkreten Ziele. Das stärkt Ihre Willenskraft für die schwachen Momente, die bestimmt kommen werden. Auch werden Sie bemerken, wie viele eigentlich gerne mitmachen wollen, aber einen kleinen mentalen Schubs brauchen.

Ist man erst mal dabei, fällt einem auf, wie sehr man von Äußerlichkeiten auf die innere Haltung schließen kann. Die geistig Schnellen sind selten Schlaffis. Vor allem bei Älteren fällt das extrem auf. Ich interviewte einmal eine 84-Jährige, die von ihrer 65-jährigen Tochter begleitet wurde. Die Mutter war eine agile Frau, die kaum älter als ihre Tochter wirkte. Wie sich später herausstellte, war die Mutter eine immer noch aktive Wanderruderin, die große Teile ihres Lebens auf dem Wasser verbringt, für die Tochter war Treppensteigen das Maximum.

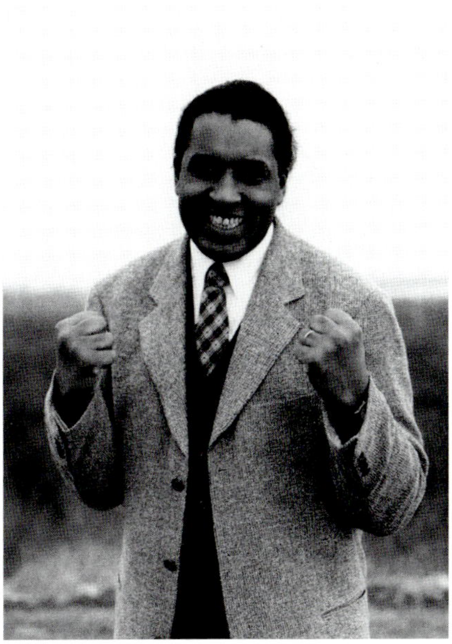
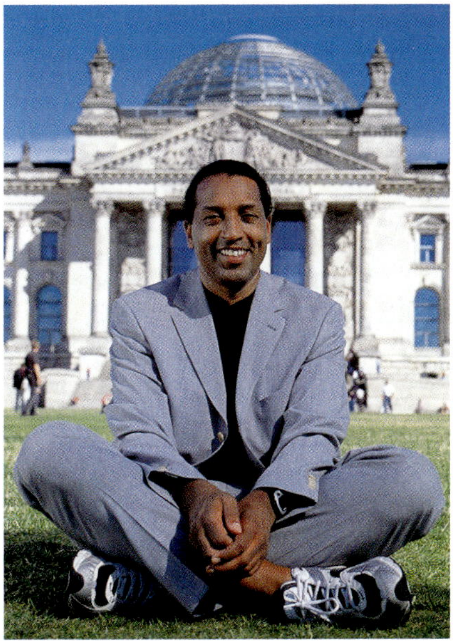

Auch wenn ich einen guten Schneider hatte – bei 125 Kilo schleppte ich viel überflüssigen Ballast mit mir herum (linkes Bild). Mit 90 Kilo (rechtes Bild) bin ich nicht nur leichter, sondern auch fitter und stressresistenter.

Das richtige Training

Falls Sie das letzte Mal in Schultagen eine Körperertüchtigungsanlage von innen gesehen haben und da auch mehr am Beobachten des anderen Geschlechtes interessiert waren: kein Problem. Wir gehen das Ganze langsam und grundsätzlich an, sodass auch absolute Anfänger problemlos mitmachen können. Es geht um zwei verschiedene Arten des Trainings:

- **Ausdauertraining:** Hier trainieren wir Herz und Kreislauf, und damit Ausdauer. Außerdem verbrennen wir Fett.
- **Muskeltraining:** Bei diesem Training mit Widerständen – Gewichten wie Hanteln, Bändern, Maschinen und natürlich dem Eigengewicht des Körpers – ist es das Ziel, Muskeln aufzubauen.

Nun kommen wir zu den oben erwähnten Fragen: Welcher »Sport-Typ« sind Sie? Welcher Sport macht Ihnen Spaß? Mögen Sie Wettbewerb, trainieren Sie lieber in Ruhe für sich alleine, oder sind Sie einfach gern im Rudel unterwegs? Oder ist das unterschiedlich – mal brauchen Sie die Ruhe, mal suchen Sie Gesellschaft? Wenn Sie sich darüber klar geworden sind, schauen Sie sich an, welche Sportarten zu Ihrem Typ passen. Das Angebot ist groß, Sie haben freie Wahl. Die einzige Bedingung ist, dass Sie sowohl Ausdauertraining als auch Muskeltraining machen. Im Folgenden ist aufgelistet, welche Sportarten infrage kommen. Die meisten davon werden im Laufe des Buches genauer beschrieben, Sie müssen sich also nicht sofort entscheiden. Lesen Sie weiter und schauen Sie, was Sie anspricht.

Ausdauersportarten

- Laufen, Walken (Power Walking, Nordic Walking), Radfahren und Inlineskaten können Sie fast überall und jederzeit alleine oder in Gruppen machen. Im Winter kann Skilanglauf das Nordic Walking ersetzen.
- Beim Schwimmen und Rudern kann man sich nicht so gut unterhalten, hier können Sie also ganz in Ruhe vor sich hin sporteln. Zum Rudern braucht man allerdings das entsprechende Equipment.
- Seilspringen ist nur für Fortgeschrittene als Ausdauersport geeignet, für Anfänger lediglich zum Aufwärmen empfehlenswert.
- Schließlich gibt es jede Menge spezielle Kursangebote wie Aerobic oder Spinning (Radeln in der Gruppe auf speziellen Spin-Bikes). Hier trainieren Sie in der Gruppe und werden von einem Trainer angeleitet.

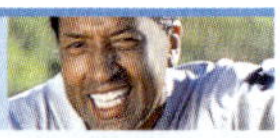

Wenn ich in Berlin bin, gehe ich meist ins Fitness-Studio, da es mir mehr Spaß macht, in Gesellschaft anderer zu trainieren. Auf Reisen mache ich meine Übungen im Hotelzimmer.

Muskeltraining

Es gibt zahlreiche Übungen, mit denen Sie Ihre Muskeln stärken und die Sie ohne große Ausrüstung zu Hause machen können. Sie brauchen nur ein paar Hanteln oder Bänder oder einen Gymnastikball. Im Fitness-Studio kann ebenfalls mit freien Hanteln trainiert werden, hier können Sie außerdem Gerätetraining machen. Auch gibt es sehr viele Kursangebote von Vereinen, Volkshochschulen und Fitness-Studios zum allgemeinen Muskeltraining. Neue Trends werden in der Regel in solchen Kursen angeboten.

Weitere Sportarten

Gruppensportarten wie Fußball, Basketball, Volleyball usw. können eine gute Mischung aus Ausdauer und Muskeltraining sein, und zwar dann, wenn Sie im Verein sind und dort nach Anleitung trainieren. Spielen Sie hingegen hin und wieder auf dem Bolzplatz mit Ihren Kumpels, ist es eher als nette Abwechslung zu betrachten. Saisonsportarten wie Skifahren, Windsurfen usw. ersetzen nicht das regelmäßige Training.

Treffen Sie Ihre eigene Wahl

Sie müssen sich nicht auf zwei Sportarten beschränken – suchen Sie sich ruhig mehrere aus, wenn Sie wollen. Hauptsache, es macht Ihnen Spaß. Mein Studium finanzierte ich mir als Gitarrenlehrer mehr oder minder begabter Bürgerkinder. Ich wurde damals als Geheimtipp weiterempfohlen, des durchschlagenden Erfolges wegen. Mein Trick war simpel: Spaß muss es machen. Und das tut es nur, wenn man etwas mag und wenn es zu einem passt. Also lehrte ich etwa den Quintenzirkel im ohrenbetäubenden Heavy Metal, altmodisch geswingt, als gut gelaunten Reggae, zuckendem Techno, stampfenden Discosound oder sogar mal als jubilierenden Gospel. Aus dieser Zeit weiß ich auch: Nirgendwo steht geschrieben, dass man nur eine Sache machen oder mögen soll.

Wählen Sie nicht irgendwelche Aktivitäten, nur weil sie gerade in sind oder weil andere es machen. Auch wenn Ihre Freunde oder Kollegen auf was auch immer schwören, muss es nicht für Sie ebenfalls das Richtige sein. Es gibt keine 100-Prozent-Gebrauchsanweisung, dafür sind die Menschen zu verschieden. Picken Sie sich lieber aus dem Basar der Möglichkeiten das aus, was Ihnen gefällt. Nur dann werden Sie durchhalten.

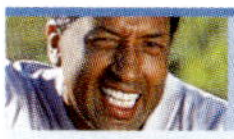

In diesem Buch beschreibe ich verschiedene Möglichkeiten, die für mich funktioniert haben. Für Sie gilt: Lassen Sie sich anregen, probieren Sie aus, was Sie wollen. Sie können alles machen, müssen aber nicht.

Beginnen Sie moderat

Zu viel, zu schnell, zu schwer, so fasst mein alter Schulfreund Torsten seinen ersten Trainingstag zusammen. Das ist mir auch passiert: Ich war fix und fertig, fühlte mich reif für die Verschrottung. Ich war nahe dran, das Ganze sein zu lassen. Denn wenn man sich überschätzt, hat dies nicht nur einen heftigen Muskelkater zur Folge – es hat außerdem den psychologischen Effekt, dass schnell unangenehme Gefühle mit dem Sporteln assoziiert werden können, und schon hat die »Ich-hab-keinen-Bock«-Mauer ein wunderbares Fundament.

Sicherlich passt es nie, irgendwas ist immer. Nehmen Sie doch einfach einen Tag, an dem irgendwas schief ging. Stellen Sie sich jetzt vor, wieder Kind zu sein: Waren wir damals nicht ständig unterwegs, ständig in Bewegung und – genau – immer gut drauf? Sport und Bewegung haben einen sehr hohen Einfluss auf unseren Körper und auf unseren Geist. Jetzt legen Sie los. Langsam und gemütlich, aber nicht aufhören. Und sie werden nach einer Weile die Magie der Bewegung verspüren.

Doch nun genug geredet, fangen wir an.

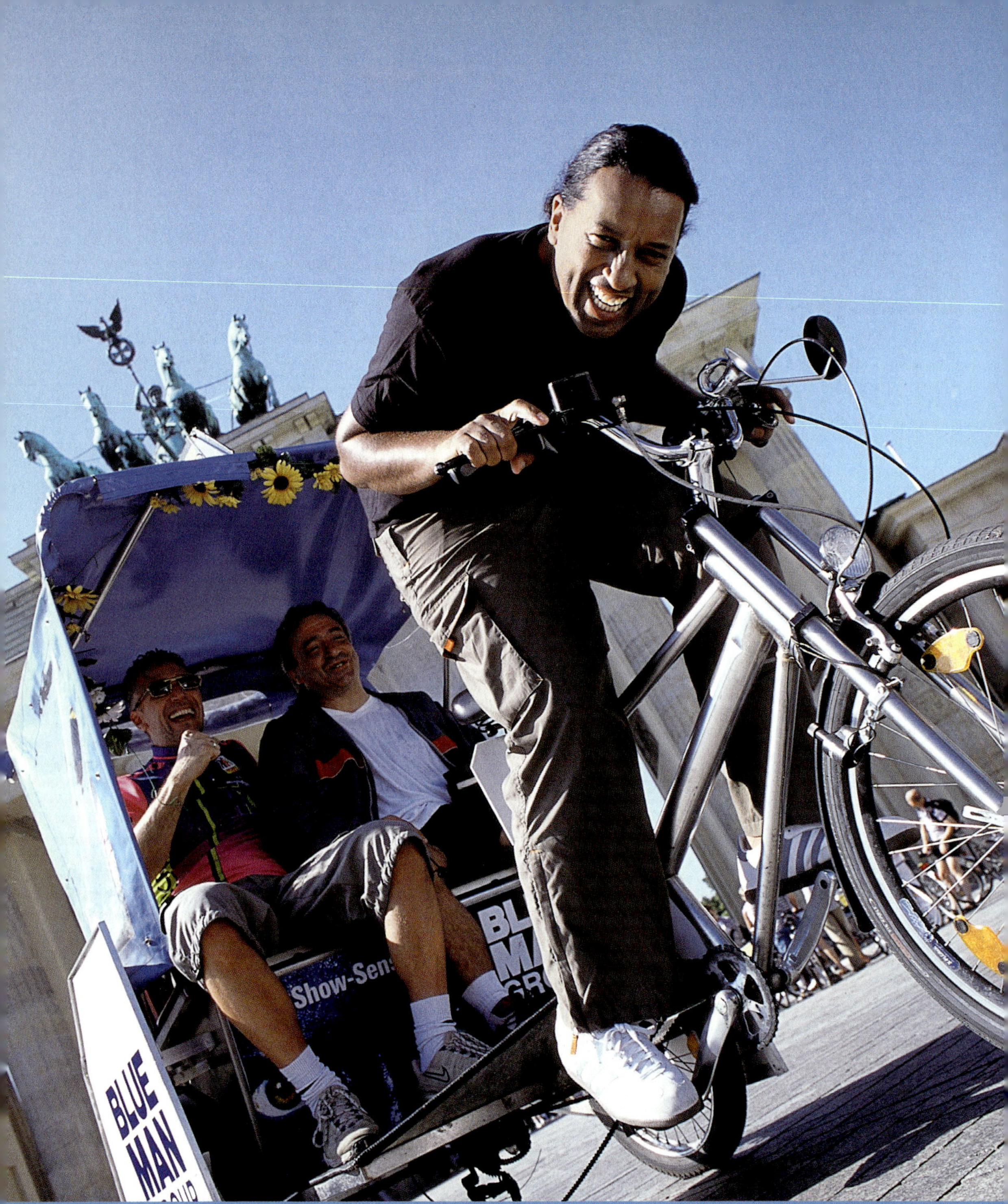

Ausdauertraining – der Kreislauf muss hoch

Viele von uns haben es sich als Couch-Potatoes so richtig gemütlich gemacht. Wir fahren mit der Bahn oder mit dem Auto, sitzen tagsüber am Schreibtisch und abends auf dem Sofa oder vor dem Computer. Dass der Körper dadurch träge und unbeweglich wird, ist kein Wunder. Doch nun haben Sie dieses Buch in der Hand. Das zeigt, dass Sie etwas ändern wollen. Beginnen Sie damit, Ihren Kreislauf wieder in Schwung zu bringen.

Ausdauer als Grundlage für Ihre Fitness

Der erste und einfachste Schritt auf dem Weg des Turnschuhs ist es, seinem Körper im Alltag einfach ein bisschen mehr abzuverlangen. Fangen Sie gleich heute an. Vergessen Sie Fahrstühle und Rolltreppen: Laufen Sie runter und auch hoch. Steigen Sie eine Station früher aus, und gehen Sie den Rest zu Fuß zur Arbeit oder nach Hause. Sie werden beeindruckt sein, wie sich ein werktäglicher Zwölfminutenfußmarsch auf Ihre Befindlichkeit auswirkt.
Halten Sie Ihre Kaffeekränzchen im Schwimmbad ab, während Sie langsam Bahnen ziehen. Auch Geschäftskontakte können Sie schwimmend oder laufend (im wahrsten Sinne des Wortes) verbessern. Als Nebeneffekt haben Sie hier die Pulskontrolle integriert: Wenn Sie sich bei all diesen sportlichen Betätigungen noch unterhalten können, dann machen Sie es genau richtig. Wer keine Puste zum Reden hat, überanstrengt sich.
Dies habe ich mir übrigens nicht einfach ausgedacht: Als Bonn noch Hauptstadt war, musste ich dort mal länger arbeiten. Morgens am malerischen Rhein wollten wir ein Interview machen. Das war aber eine schlechte Idee, wegen der trabenden Horden auf den Rheinauen, die sich laufend und lautstark über Außenhandelsvolumen, Geldmengen oder Telekomregulierungsgesetze unterhielten.

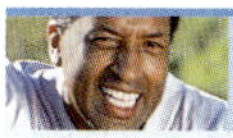

Zwar bin ich von Natur aus faul, doch seit ich regelmäßig Sport mache, lasse ich Rolltreppen und Fahrstühle automatisch links liegen. Ich genieße die Bewegung und freue mich über jede Gelegenheit, ein paar Schritte zu gehen.

Für ein großes Herz

Ausdauertraining sollte Sie von nun an den Rest Ihres sportlichen Lebens begleiten. Wir brauchen es, denn dadurch verändert sich unser Stoffwechsel. Das Training bringt uns »auf Touren«: Wie bei einem Auto, das hochtourig fährt, dreht unser Motor beim Ausdauersport sieben-, acht-, manchmal sogar neunmal so hoch wie normal. Das bringt die Fettzellen zum Schmelzen. Und das Beste daran ist: Der Stoffwechsel, genauer gesagt der höhere, der veränderte Stoffwechsel, bleibt auch noch so hoch, nachdem wir mit dem Training aufgehört haben. Ist das nicht Klasse? Denn unsere Muskeln, unsere Zellen müssen das Ganze noch nachbearbeiten, und dafür brauchen sie Energie, die aus den Tanks kommt – aus den Depots auf unseren Hüften.

Ein zweiter Grund dafür, Ausdauertraining zu betreiben, ist unser Herz. Lassen Sie mich beim Bild des Autos bleiben: Der Motor – das Herz – tuckert und blubbert still vor sich hin. Wir merken es gar nicht. Dabei leistet er Erstaunliches, er treibt das Blut durch unseren Körper und mit ihm alle Nährstoffe. Liter um Liter. Nun ist dieser Motor aber ein Muskel. Und Muskeln kann man trainieren, dann werden sie größer, so wie Schwarzeneggers Arme.

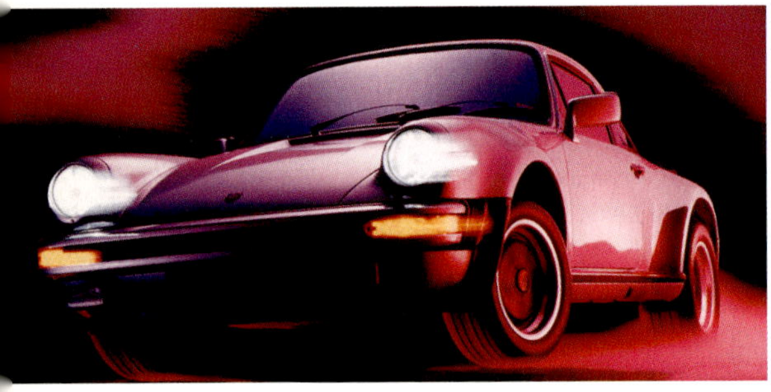

Trainieren wir also unser Herz, wird es größer. Konsequent zu Ende gedacht bedeutet das: Untrainiert sind wir ein Polo, trainiert werden wir zu einem schnittigen BMW. Und jeder hat sogar das Zeug zu einem Porsche. Je trainierter das Herz ist, umso größer wird es, es kann tatsächlich doppelt so groß werden. Darüber freut sich unser Körper, denn ein größeres Herz braucht für den gleichen Bluttransport-Job weniger Schläge. Ganz nebenbei werden auch die Stoffwechselprodukte besser abgebaut, und der Cholesterinspiegel sinkt. Natürlich wird auch mehr Sauerstoff befördert, und bei verminderter Schlagzahl fallen weniger Stresshormone an. Damit kann sich unser Körper nach sämtlichen Belastungen schneller regenerieren – also auch nach Stress im Job.

Dies ist die Erklärung dafür, warum man seinen Stress mit Sport im wahrsten Sinne des Wortes verbrennt. Und darum sind sportliche Leute nicht nur besser gelaunt, sondern leben auch gesünder. Und länger: Studien wiesen nach, dass Menschen, die regelmäßig Sport treiben – vor allem Läufer –, weniger Kreislaufkrankheiten haben als Nicht-Sportler und deswegen statistisch gesehen länger leben.

Laufend lernen

Der menschliche Körper ist ein komplexes System. Für uns ist das nur gut, denn wenn man Ausdauersport betreibt, kann man die Zeit nutzen, indem man mehr macht, als »nur« Sport. Sportliche Betätigung erhöht die Tätigkeit der Transmitter im Gehirn. Vereinfacht gesagt: Wir denken mehr und schneller. Das führt zu einer erhöhten Merkfähigkeit, und diese kann man nutzen.

Ich kenne viele Leute, die sich fürs Ausdauertraining auf den Fahrradergometer setzen, und die meisten lesen dabei Zeitungen, Magazine, Geschäftsberichte oder Bücher. So etwas beim Laufen zu tun ist nicht jedermanns Sache. Auf dem Laufband ist es noch eher möglich, aber nicht in der Natur. Doch warum nicht Vokabeln lernen, Theorien rekapitulieren, geschichtliche oder politische Zusammenhänge intensiv durchdenken? Wer täglich oder auch dreimal die Woche 30 Minuten läuft, kann in dieser Zeit eine Menge mentale Arbeit ableisten.

Es ist erstaunlich, wie produktiv der Geist beim Laufen ist. Ich kenne viele, die mit Stift oder Diktiergerät laufen, um keinen zündenden Gedanken zu vergessen.

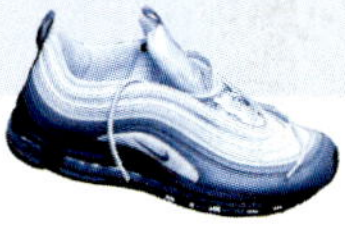

Musik beim Training macht noch schlauer

Sport ist gut für den Körper, das wissen wir. Forschungen haben zudem ergeben, dass Sport mit Musik uns sogar schlauer macht. An der Ohio State Universität wurde nachgewiesen, dass die verbalen Fähigkeiten sich deutlich verbesserten, wenn Personen auf einem Laufband trainierten und dabei klassische Musik hörten. Der Psychologieprofessor Charles F. Emery, Autor der Studie, meinte in der *Los Angeles Times* im Mai 2004, dass es zwar schon vorher einige Studien über den Effekt von Musik oder Sport auf die kognitiven Fähigkeiten gegeben habe, »aber«, so führt Emery aus, »unser Ziel war es, die interaktiven Effekte beider Dinge nachzuweisen; zu zeigen, dass beides zusammen wesentlich mehr bringt«.

Emery ließ seine Testpersonen 20 Minuten auf dem Laufband sprinten. Zuerst in aller Stille, dann zu gestrichenen Tönen. Gewählt wurde Vivaldis »Vier Jahreszeiten« wegen des hohen Tempos. Nach jedem Durchgang wurden die Personen einem Test unterzogen: Wortketten mussten gebildet, gesprochen und geschrieben werden. Beim Training ohne Musik gab es keinen Unterschied zu den Testergebnissen von Untrainierten. Aber mit Musik gab es statistisch gesehen einen gigantischen Effekt: Die Probanden konnten durch die Musik wesentlich längere und komplexere Wortketten bilden.

Schon vorher war bekannt, dass körperliche Übungen die Neurotransmitter im Gehirn beeinflussen. Musik scheint, so interpretiert der Professor, den kognitiven Output besser zu organisieren. Und lächelnd sagt er: »Sicherlich trainieren wir alle gerne mit Kopfhörern auf den Ohren, aber jetzt haben wir die wissenschaftliche Ausrede, dass es auch gut ist.«

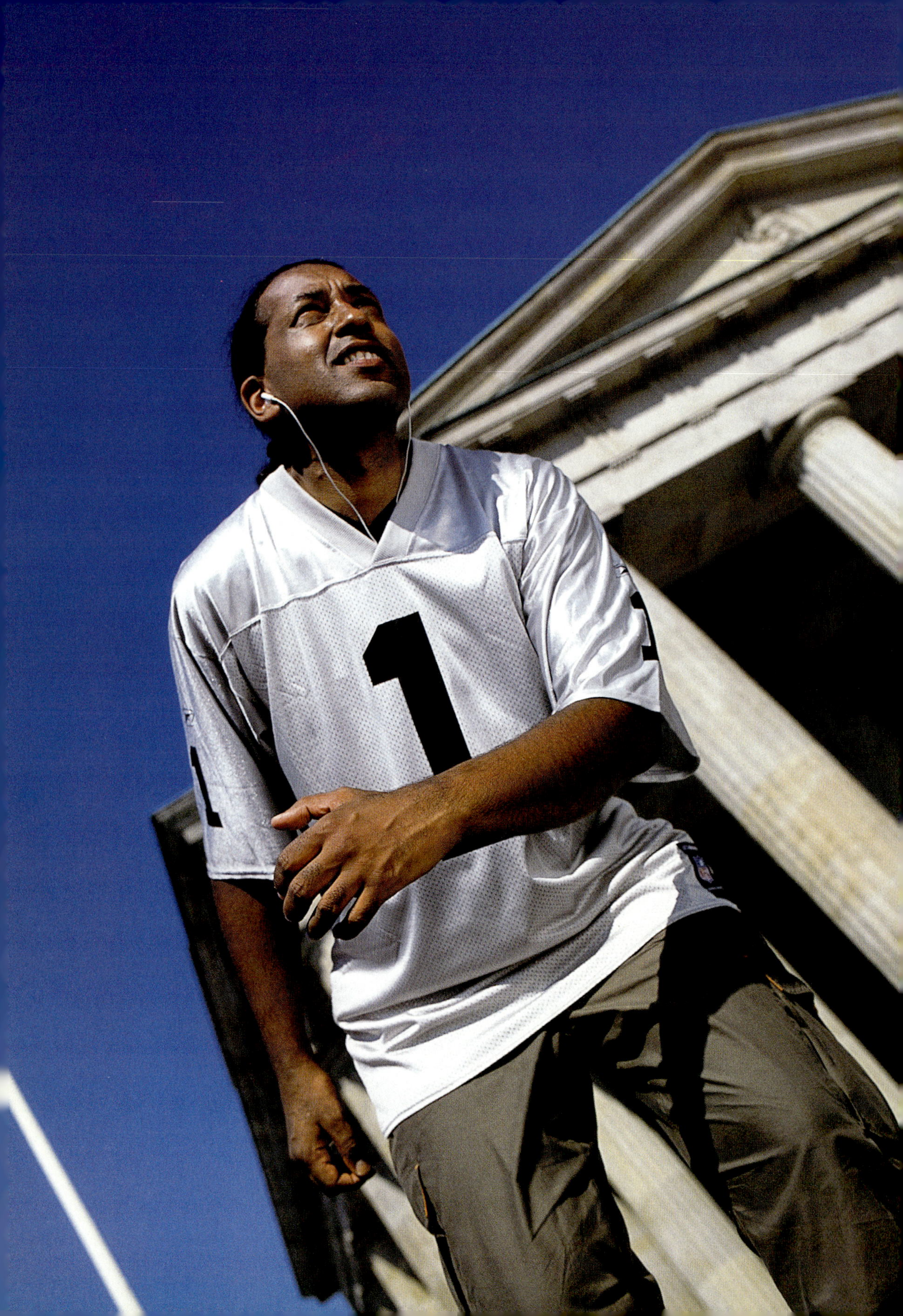

Abwechslung bringt mehr Spaß

Auf Seite 12 wurden die Ausdauersportarten aufgelistet. Haben Sie schon eine Idee, was Ihnen gefallen könnte? Wenn Sie keine Eingebung hatten, dann probieren Sie einfach etwas aus – zunächst ohne größere Investitionen für die Ausrüstung zu tätigen. Sie werden bald merken, ob Ihnen die ausgewählte Sportart entspricht. Und wenn es Ihnen nicht gefällt, probieren Sie die nächste.

Ich habe beispielsweise mal eine Altherren-Schwimmgruppe gegründet. Altherren deswegen, weil wir alle über 25 waren. Aber nach einer Weile habe ich gemerkt, dass mir das auf die Dauer zu langweilig war. Ich bin eine Labertasche, und im Schwimmbad kann man einfach nicht so gut reden, schon gar nicht unter Wasser. Das war also nichts für mich. Dann entdeckte ich das Laufen oder besser: Ich erkannte, dass der Turnschuh meine Bestimmung war. Irgendwann fing ich mit dem Joggen an. Erst ganz langsam, dann immer mehr. Mittlerweile laufe ich dreimal die Woche jeweils sechs Kilometer. Meist mit Freunden oder Kollegen, wenn ich auf Reisen bin, manchmal auch allein.

Wenn das Wetter absolut grässlich ist oder wenn ich sehr viel zu lesen habe, dann sitze ich auf dem Fahrradergometer, das Programm fährt bergauf und bergab, und ich lese über die aktuelle Politik. Ein großer Erfahrungswert von mir ist: Alles, was ich bei ca. 20 Stundenkilometern lese, kann ich einfach besser behalten. Notizen werden überflüssig. Das passt natürlich perfekt zu meinem Job, denn wenn man live über die einzelnen Aspekte politischer Dinge diskutiert, kann man nicht immer nachschlagen, man muss es einfach wissen.

Auch wenn Sie die für Sie ideale Ausdauersportart gefunden haben: Hin und wieder sollten Sie eine andere praktizieren. Das bringt nicht nur Abwechslung und daher mehr Spaß gemäß dem alten römischen Spruch »Variatio delectat« – Vielfalt erfreut. Es hat auch einen physiologischen Aspekt: Legt man sich auf eine Ausdauersportart fest, werden die Knochen und Gelenke auf Dauer einseitig abgenutzt. Abwechslung erfreut also Geist und Körper.

Dazu gehört auch, dass Sie nicht stur sportlich ans Werk gehen sollen, wenn Sie Abwechslung zu Ihrem regelmäßigen Ausdauertraining suchen – spielen Sie zum Beispiel mal wieder. Erinnern Sie sich noch daran, welche Ballspiele Ihnen am meisten Spaß gemacht haben, als Sie jung waren? Sie können eine Freizeitfußballtruppe gründen, Badminton spielen, Volleyball, Basketball ... Es gibt unendlich viele Möglichkeiten, mit Freunden und Bekannten auf sportliche Weise Spaß zu haben. Ganz nebenbei wird Ihnen die Ausdauer, die Sie sich beim Laufen, Schwimmen oder Radfahren wieder zugelegt haben, zugute kommen.

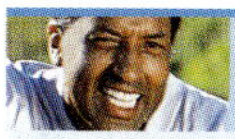

Gehen Sie doch mal wieder tanzen! Es gibt inzwischen »Discos« für jede Altersgruppe. Aber egal, was Sie tun, Hauptsache ist, Sie bewegen sich!

Laufen, Traben, Joggen, Galoppieren

Egal, wie Sie es nennen und ob Sie sich dabei wie ein Rennpferd, Ackergaul oder Esel fühlen. Laufen ist nicht nur deswegen Klasse, weil es uns von einem Ort zum anderen bringt, und das auch noch schnell. Nein: Laufen ist die Grundlage allen Sports. Es ist auch eine grundlegende Entscheidung für die eigene Fitness, für Ausdauer, Schlankheit sowie einen gewissen »Knackfaktor«. All das gibt es beim Laufen. Dabei geht es ganz einfach, und man kann es überall machen.

Eines muss klar sein: Laufen Sie nicht wegen Ihrer PR (das ist Läufer-Jargon für persönliche Rekorde), sondern damit Sie sich selbst gut fühlen oder einfach aus Spaß.

Laufen Sie nicht, um sich oder anderen was zu beweisen. Laufen Sie zum Selbstzweck, einfach weil es Ihnen gut tut. Wer läuft, fühlt sich automatisch als Gewinner.

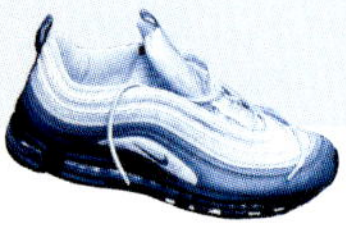

Beim Joggen laufen Sie nicht, um zu gewinnen, wie damals in der Schule. Sicherlich ist Gewinnen nie schlecht, aber darum geht es hier nicht. Wir wollen nicht schneller sein als andere – das sind wir eh meistens nicht. Nein, Sie laufen, und durch das Laufen selbst werden Sie zum Gewinner, egal, wie langsam oder wie schnell Sie sind. Und das ist wirklich Klasse. Spätestens wenn eine knackige junge Blondine oder ein zäher Weißhaariger an Ihnen vorbeizieht (und das passiert oft, und alle im Park werden es sehen!), dann wissen Sie, es geht beim Joggen nicht um Geschwindigkeit. Der Weg ist das Ziel.

Laufen macht den Kopf frei

Wenn Sie regelmäßig laufen und sich von allen Äußerlichkeiten frei machen, können Sie davon nur profitieren. Denn Laufen macht nicht nur fit, sondern bewirkt auch eine Menge im Kopf: Wer regelmäßig läuft, hat mehr Selbstvertrauen, ist motivierter, hat selten Angstzustände, und die Wahrscheinlichkeit einer Depression ist wesentlich geringer als bei Couch-Potatoes. Das ist wissenschaftlich bewiesen, aber Sie können auch einfach ein paar Läufer in Ihrem Bekanntenkreis fragen, die werden alle von dieser Erfahrung berichten.

Probieren Sie es aus. Ich hatte mal einen Kollegen, der bekam einen neuen Chef, der ihn nicht leiden konnte. Warum wusste keiner, aber vom ersten Tag an wurde mein Kollege gemobbt. Er war eigentlich nicht sportlich, aber ich fragte ihn, ob er nicht mal zum Laufen mitkommen wollte. Zuerst war er zögerlich, doch nach ein paar weiteren leidvollen Wochen sagte er zu. Mittlerweile ist er ein Laufjunkie geworden, er läuft täglich eine Stunde, und er lächelt seinen Chef einfach nur noch weg.

Laufen pustet den Schädel durch, alle Stressmomente verfliegen, es schafft Platz für neue Ideen. Diese Erkenntnis trieb wahrscheinlich all die Büroarbeiter, Manager und Wissenschaftler seit den 1970ern dazu, sich herdenweise auf Wegen und Straßen per pedes geschwind zu bewegen. Denn sie alle stellten fest: Laufzeit ist auch eine Zeit enormer Kreativität und produktiven Denkens. Der Rhythmus, mit dem man die Straße runtertrommelt, scheint extrem anregend zu sein.

Und wie schon gesagt: Man sollte beim Laufen immer etwas zum Schreiben oder ein kleines Diktiergerät dabeihaben. Es ist beeindruckend, was einem alles einfällt, wenn man läuft. Der Clou für einen Artikel, die Idee für einen Film – es wäre eine lange Liste, würde ich all die Ideen aufzählen, die mir beim Laufen kamen. Wenn man kein Diktiergerät hat, ist es einfacher, man macht eine kleine Pause zum Notieren und läuft dann weiter, als dass man krampfhaft versucht, die tolle Idee nicht zu vergessen. Dann verknotet man sich mental, und die Idee ist weg.

Das Hochgefühl des Läufers

Dann gibt es noch das »Runners High«. Damit bezeichnet man jenes Hochgefühl, das sich beim Laufen einstellt und das manche mit einem Drogenrausch vergleichen. Das soll sogar süchtig machen. Und ich muss sagen, es stimmt: Wenn ich es mal zwei Tage nicht geschafft habe zu laufen, dann fehlt mir etwas. Nämlich jenes Gefühl, das sich nach ungefähr 25 Minuten einstellt und bis zum Ende des Laufes und darüber hinaus anhält.

Natürlich glaubte ich, das seien jene berühmten Endorphine, diese körpereigenen Opiate, die durch das Laufen freigesetzt werden und ein Hochgefühl vermitteln. Doch es gibt eine Studie, in der Läufern Endorphin-Blocker gegeben wurden. Interessanterweise stellte sich trotzdem dieses Hochgefühl ein. Daraus schloss man, dass Runners High etwas sehr Subjektives sein muss, das wohl eher durch den Laufschritt, den Rhythmus oder vielleicht auch nur dadurch entsteht, dass man sich draußen in der Natur bewegt. Wie auch immer, Laufen ist Klasse und gibt ein gutes Gefühl. Wer einmal anfängt und das Hochgefühl erlebt hat, hört selten auf, egal, worin das Gefühl seinen Ursprung hat.

Anfänger können es sich nicht vorstellen, aber ich versichere Ihnen: Es kommt der Tag, da fehlt einem etwas, wenn man schon drei Tage nicht laufen war. Man wird nölig und quengelig, bis es einen raustreibt, auch wenn es regnet oder schneit.

Gute Gründe für das Laufen

Benutzen Sie das Laufen als Methode, um Stress abzubauen. Sind Sie genervt, wovon auch immer? Gehen Sie nicht mehr in die nächste Kneipe einen heben, sondern gehen Sie laufen. Trifft Ihr Boss seltsame Entscheidungen, über die Sie sich endlos aufregen könnten? Flüchten Sie nicht mehr vor den Fernseher und lassen sich berieseln, sondern suchen Sie sich einen Berg. Ihre bessere Hälfte ist auf Streit aus? Diskutieren Sie es bei zwölf Stundenkilometern, dann liegen Lösungen nahe. Für viele ist Laufen zu einer Art Lebenstherapie geworden.
Konsequent zu Ende gedacht, bedeutet die Entscheidung fürs Laufen aber auch die Entscheidung gegen die Annehmlichkeiten im Alltag unseres modernen Lebens. Sie steigen Treppen, statt Aufzüge zu benutzen, Sie laufen, statt mit dem Auto zu fahren …

Medizinische Gründe fürs Laufen

Neben den schon genannten positiven Auswirkungen auf die Psyche hat das Laufen natürlich auch eine ganze Menge positive Effekte auf die körperliche Gesundheit:

- Laufen trainiert die Gefäßwände und hält so unsere Blutgefäße elastisch. Ablagerungen haben keine Chance. Schlaganfall-Patienten wird es als Therapie empfohlen.
- Unser Herz ist ein Muskel und profitiert wie alle Muskeln vom Training. Ein Sportlerherz ist stärker und größer und kann deshalb mit weniger Schlägen mehr Blut transportieren. Damit erhöht es seine Lebensdauer, denn da es weniger schlägt als untrainierte Herzen, schlägt es länger.
- Laufen verbraucht viel Sauerstoff und trainiert damit unsere Lunge: Sie lernt, pro Atemzug möglichst viel Sauerstoff aufzunehmen, ihre Aufnahmekapazität steigt.
- Der Sauerstoff wird mit dem Blut durch den Körper transportiert. Durch die bessere Kapazität der Lunge und das stärkere Herz wird der gesamte Körper besser mit Sauerstoff versorgt, was die Zellen stärkt und die Kapazität des Gehirns erhöht.

Neben Herz, Kreislauf und Lungen sind natürlich noch jede Menge andere Körperteile beim Laufen gefragt. Knochen, Muskeln, Sehnen und dergleichen mehr müssen beim Laufen hart arbeiten, denn sie sind es, die uns fortbewegen. Dazu sind sie auch noch klasse Stoßdämpfer, die jedes Auf-

kommen auf dem Boden abfedern. Durch die Anforderungen werden Muskelzellen aktiviert, die Knochen werden widerstandsfähiger, der Stoffwechsel wird angekurbelt und das Immunsystem gestärkt.
Eine gängige Ausrede aller Superfaulen: Ich laufe lieber nicht, um meine Knochen zu schonen. Absoluter Blödsinn! Knochen müssen wie Muskeln stimuliert und belastet werden, um hart zu bleiben. Nur eines sollten Sie nicht vergessen: Der Körper braucht nach jeder Belastung auch eine Entlastung. Nur dann kann er sich an die steigenden Anforderungen gewöhnen, kann wachsen und leistungsfähiger werden.

Die Praxis

Haben Sie Lust aufs Laufen bekommen? Sind Sie ganz heiß darauf, in den Wald zu gehen und loszusprinten? Dann gratuliere ich Ihnen zunächst zu Ihrem Entschluss – und sage Ihnen im Folgenden, wie Sie es angehen, damit die Lust nach dem ersten Lauf nicht wieder verflogen ist.

Wann soll man laufen?

Die simpelste Antwort darauf ist: Der beste Zeitpunkt ist der, der Ihnen am besten passt. Ganz einfach! Überlegen Sie, wann Sie Zeit haben und vor allem wann Sie regelmäßig können. Denn aus psychologischen Gründen ist es am besten, wenn man immer zur gleichen Zeit joggt. Wir sind einfach so. Regelmäßigkeit erleichtert es uns ungemein, dauerhaft an etwas dranzubleiben.
Der genaue Zeitpunkt hängt von Ihrem persönlichen Biorhythmus ab. Ich kenne Leute, die laufen morgens, andere mittags, wieder andere am liebsten abends. Die Bereitschaft des Körpers, sich zu bewegen, kann ganz unterschiedlich sein. Für mich persönlich ist der Morgen ideal. Ich laufe meist morgens, direkt nach dem Aufstehen, noch vor dem Frühstück.
Das heißt, ich stehe auf, putze mir die Zähne, rein in die »Turnpatschen« und dann ab in den Park. Nun ist es so, dass ich manchmal Frühschichten arbeite und manchmal Spätschichten. Und morgens um halb vier zu laufen, das bringe ich ehrlich gesagt dann doch nicht. Aber nachdem mich der Wecker aus der Tiefschlafphase gebombt hat, steige ich auf meinen Fahrradergometer, radle 20 Minuten lang mit virtuellen 30 Stundenkilometern und lese dabei die ersten vier Seiten der *FAZ*. Dann ab unter die Dusche, rasieren, in den Anzug springen und zur Frühschicht. So komme ich ohne Kaffee

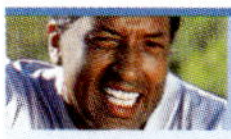

Nach meinem morgendlichen Lauf bin ich fit für den Tag. Andere laufen lieber abends, das ist jedem selbst überlassen. Wer nicht mit leerem Magen laufen mag oder kann, sollte maximal ein bis eineinhalb Stunden vor dem Laufen etwas leicht Verdauliches essen.

aus. Nach der Schicht, wenn auch alles nachbereitet ist, hole ich mir die restlichen vier Stunden Schlaf. Wenn ich dann so um fünf Uhr nachmittags aufwache, laufe ich eine gute Dreiviertelstunde, um danach zur Telefon-Redaktionskonferenz wieder frisch und fit zu Hause zu sein.
In den anderen Wochen laufe ich morgens zwischen sieben und acht Uhr. Wenn ich morgens laufe, habe ich ein besseres Gefühl für den Tag, außerdem habe ich mir das erste Frühstück dann verdient. Nach sehr harten Tagen laufe ich manchmal auch abends nochmal, denn Laufen verleiht einem die nötige Bettschwere.

Suchen Sie sich einen Laufpartner

Der Vorteil, mit anderen zu laufen, ist, dass Sie sich unterhalten können und so automatisch nicht zu schnell laufen. Allerdings sollten Sie alle ungefähr den gleichen Fitness-Stand haben, sonst macht es keinen Spaß.

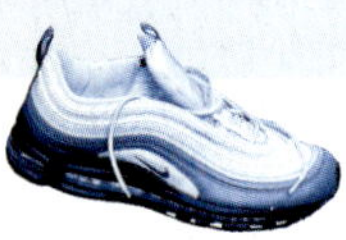

Wenn es irgendwie geht, sollten Sie versuchen, nicht allein zu laufen. Erstens ist es für die meisten auf Dauer langweilig. Zum anderen hilft es einem durchzuhalten, wenn man sich verabredet hat. Mein langjähriger Kollege Michael ist ein sehr korrekter Mensch und immer pünktlich. Wenn es unser Arbeitsplan erlaubt, treffen wir uns – oft mit noch ein paar anderen Kumpels – dreimal pro Woche morgens im Park. Mehr als einmal habe ich mir beim Weckerklingeln ernsthaft überlegt, ob ich mich nicht lieber nochmal umdrehe. Doch immer trieb mein schlechtes Gewissen mich raus, denn ich wollte Michael ja nicht warten lassen. Und wir laufen immer, im Sommer wie im Winter.

Beginnen Sie langsam

Vor allem, wenn Sie schon länger keinen Sport mehr gemacht haben oder wenn Sie relativ viel Gewicht mit sich rumschleppen, ist es wichtig, nicht loszuspurten, sondern langsam anzufangen. Bauen Sie Ihr Lauftraining Schritt für Schritt auf, so werden Sie schnell Erfolgserlebnisse haben. Beginnen Sie damit, im Wechsel zu laufen und zu gehen:

1. Phase: Eine Minute laufen, zwei Minuten gehen, immer im Wechsel, und zwar fünfmal, also insgesamt 15 Minuten. Genießen Sie jeden Schritt, denn damit sagen Sie nichts weiter als: »Hey, ihr Mit-Hut-Spaziergänger und Hundegassiführer, ich habe mich entschlossen, etwas für mich und meine Fitness und damit meine Gesundheit zu tun!« Laufen Sie nach diesem Schema möglichst zweimal die Woche, und zwar zwei bis drei Wochen lang.

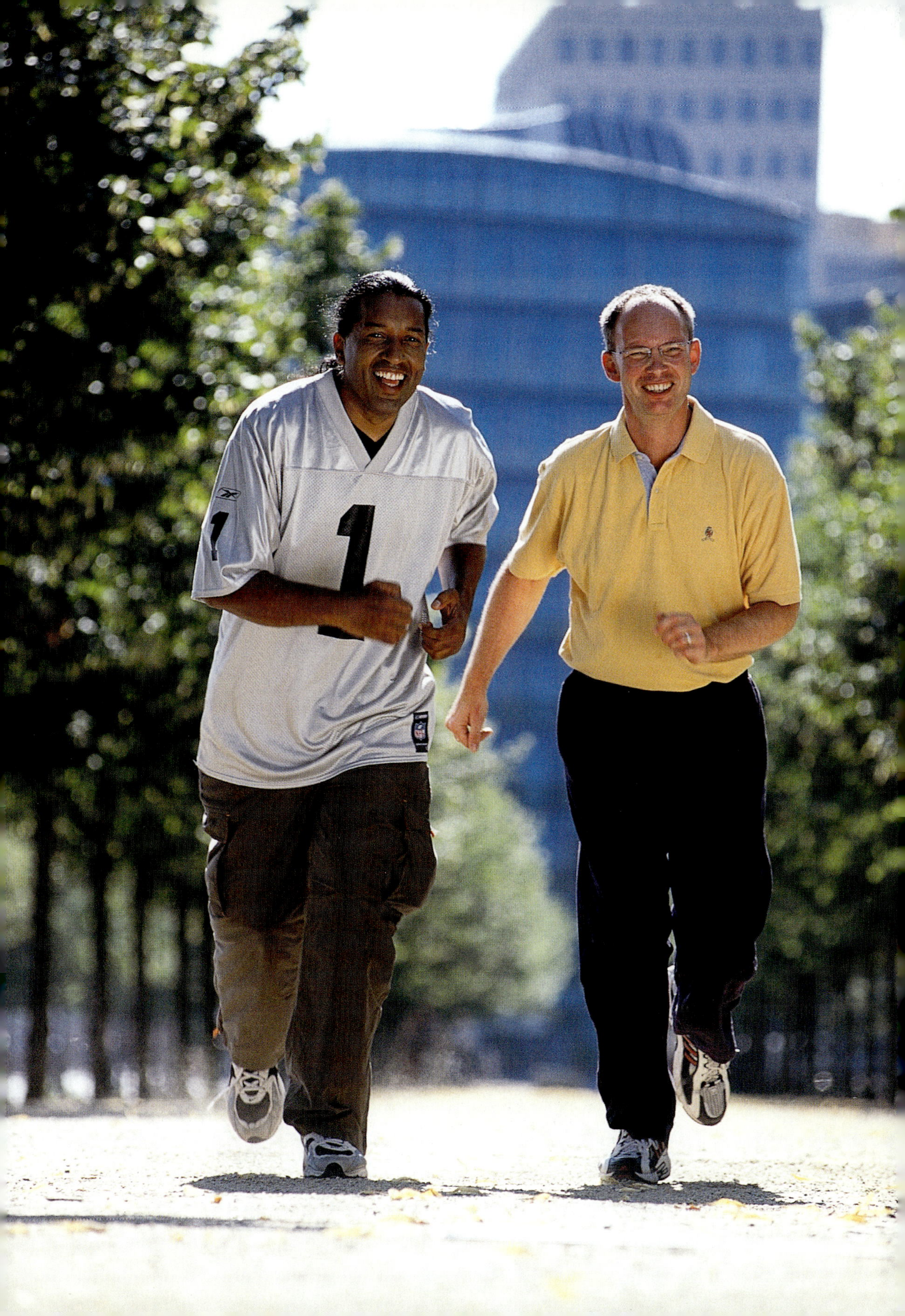

2. Phase: Dann steigern Sie die Belastung, indem Sie die Geh-Erholungspause verkürzen: eine Minute laufen, eine Minute gehen. Dies sollten Sie zuerst siebenmal wiederholen und sich dann auf bis zwölf Wiederholungen steigern. Damit kommen Sie auf insgesamt 14 bis 24 Minuten. In dieser zweiten Phase sollten Sie auch schon damit beginnen, häufiger zu laufen, und zwar in der ersten Woche noch zweimal, dann aber dreimal pro Woche. Achten Sie dabei immer darauf, dass Sie sich gut fühlen. Erhöhen Sie die Anforderungen nur, wenn Sie wirklich so weit sind. Hören Sie auf Ihren Körper! Die zweite Phase dauert etwa drei Wochen, wenn Sie wollen, aber auch länger.

3. Phase: Nun verlängern Sie die Laufeinheiten: zwei Minuten laufen und dann eine Minute gehen, das Ganze zuerst fünfmal wiederholen, dann bis auf zehnmal steigern. Insgesamt kommen Sie so auf 15 bis 30 Minuten. Achten Sie auf Ihr Körpergefühl! Die Dauer dieser dritten Phase hängt von Ihnen ab, ebenso die weitere Steigerungsfrequenz.

Bauen Sie Ihr Training langsam auf, überfordern Sie sich und Ihren Körper nicht. Lassen Sie sich ruhig ein paar Monate Zeit, um das Ziel zu erreichen: 45 Minuten ohne Pause zu laufen.

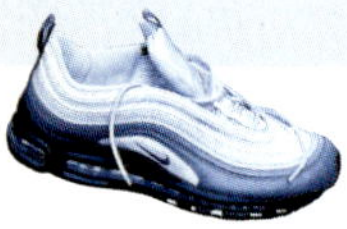

Je nachdem, wie konsequent Sie die ersten zwei Phasen durchgezogen haben, können Sie sich nun in Ihrem persönlichen Rhythmus steigern. Falls Sie die Laufintervalle zu wenig fordern, dann machen Sie weniger Pausen: Laufen Sie bis zu zehn Minuten am Stück, machen Sie zwei Minuten Gehpause und laufen Sie danach noch einmal bis zu fünf Minuten.

Tragen Sie in Ihrem persönlichen Laufkalender (siehe rechts) ein, an welchen Tagen und wie lange Sie gelaufen sind. So haben Sie Ihre Fortschritte deutlich vor Augen.

Schwach anfangen, stark nachlassen!

Scheint Ihnen das beschriebene Intervall-Training zu lasch? Haben Sie das Gefühl, Sie brauchen diese lästigen Geh-Pausen nicht und könnten sich außerdem viel schneller steigern? Dann täuschen Sie sich mal nicht. Glauben Sie den Experten, die das Aufbautraining empfehlen – und machen Sie nicht den gleichen Fehler wie ich. Als ich mit Ende 20 nach meinem schrecklichen Buserlebnis beschloss, Sport zu machen, fing ich an zu laufen. Das erste Mal lief ich einmal um den Block, dann zweimal, in der zweiten Woche lief ich um einen größeren Block, und binnen Monatsfrist konnte ich gut zehn Kilometer laufen. Und ich war nicht mal k. o. Ich war so stolz, und ich war so dumm. Denn in der fünften Woche merkte ich, dass meine

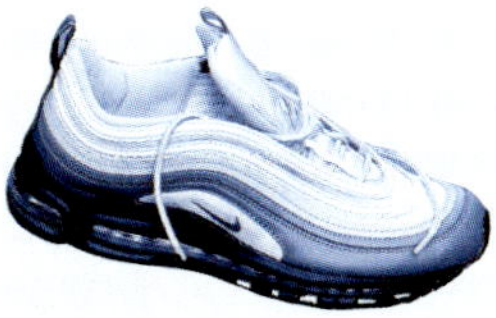

Mein persönlicher Laufkalender

	Montag	Dienstag	Mittwoch	Donnerstag	Freitag	Samstag	Sonntag
1. Woche							
2. Woche							
3. Woche							
4. Woche							
5. Woche							
6. Woche							
7. Woche							
8. Woche							
9. Woche							
10. Woche							
11. Woche							
12. Woche							

Kniescheiben wehtaten. Ich ignorierte das. Drei Tage später hatte ich das Gefühl, dass es unter den Kniescheiben brannte. Das war das Ende meines ersten Versuches. Mediziner würden von einer Überlastungs-Entzündung sprechen. Es dauerte einen ganzen Sommer, bis meine Knie wieder in Ordnung waren, und das war mir eine Lehre. Nehmen Sie sich Zeit, ihren Körper an das Laufen zu gewöhnen. Fangen Sie langsam an. Es lohnt sich. Heute laufe ich dreimal die Woche etwa 45 Minuten, bei null Beschwerden.

Wie lange soll man laufen?

Hierfür gibt es Richtwerte, aber keine allgemein gültige Antwort. Die Dauer hängt zum einen vom Fitness-Stand ab, zum anderen davon, was man mit dem Laufen erreichen möchte und wie man sich sonst noch sportlich betätigt. Experten raten zu einer Einheit zwischen 20 und 60 Minuten. 45 Minuten sind für Nicht-Profis eine gute Zielmarke. Als ich nach Plan anfing zu laufen, brachte ich es anfangs kaum auf fünf Minuten, nur langsam arbeitete ich mich auf eine Viertelstunde hoch. Es dauerte über ein halbes Jahr, bis ich es schaffte, 45 Minuten zu laufen, ohne blass zu werden (und das heißt bei mir schon was).

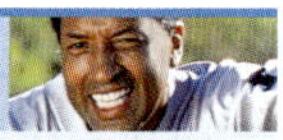

Uta Pippig, die Lauf-Päpstin der 1990er-Jahre, hat mal zu mir gesagt, 45 Minuten dreimal die Woche sei schon Goldmedaillenstandard. Es sei ein realistisches Ziel, auf das man hinarbeiten sollte – auch wenn es seine Zeit braucht.

Dabei sollte man nicht vergessen, dass es hier nicht um einen Wettlauf geht. Wie Sie Ihre persönliche ideale Laufgeschwindigkeit feststellen können, wird später noch ausführlich erläutert (siehe Seite 34). Fürs Erste reicht der Sprech-Test als Faustregel: Wenn Sie beim Laufen sprechen können, laufen Sie richtig. Müssen Sie sich per Zeichensprache verständigen, sind Sie zu schnell. Wenn Sie beim Laufen allerdings singen oder gar jodeln können, dann laufen Sie eindeutig zu langsam.

Reif für den Berg

Wenn Sie eine Zeit lang regelmäßig laufen und 30 Minuten ohne Gehpausen gut bewältigen können, sind Sie reif für den Berg. Suchen Sie sich eine Laufstrecke mit Steigungen, bis zu fünf Prozent genügt für den Anfang. Es sollte ein Hügel sein, den Sie in vier Minuten erklimmen können, und zwar nicht schneller als in einem mittleren Spaziergehtempo. Steigungen auf der Laufstrecke sind notwendig, weil sie den Körper auch bei moderatem Tempo so belasten wie ein kleiner Sprint.

Es wird wahrscheinlich so sein, dass Sie den ersten Berganstieg nicht durchhalten. Daher sollten Sie am besten damit beginnen, dass Sie den

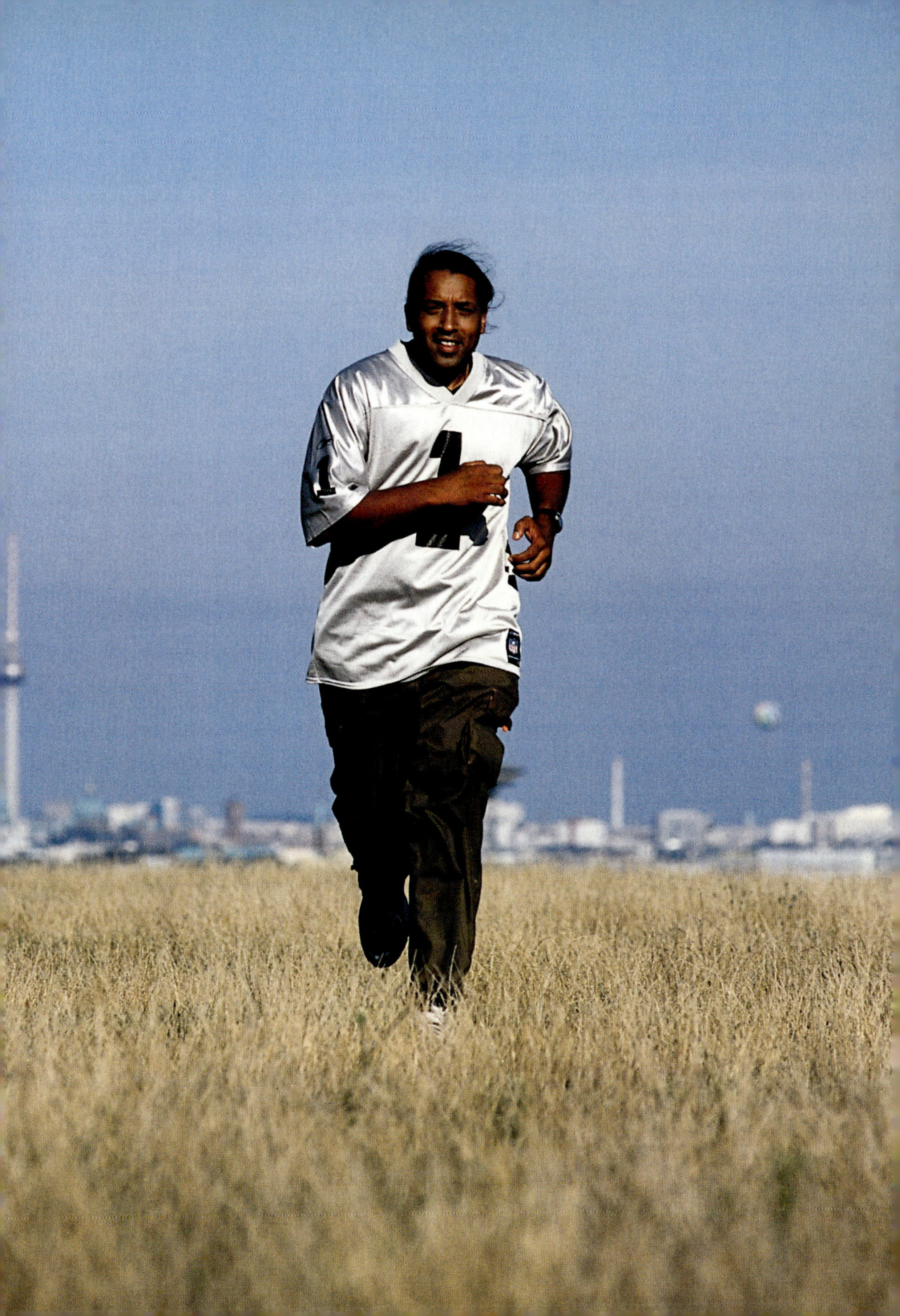

Hügel zügig hinaufgehen (also walken), erst beim zweitenmal joggen Sie hinauf. Einmal die Woche sollten Sie einen Hügel nehmen. Sie werden merken, dass Sie mehr Kraft haben, als Sie dachten. Wenn Sie den kleinen Hügel gut schaffen, nehmen Sie einen größeren in Angriff, wenn Sie mögen. Laufen Sie den Berg in kleinen Schritten hoch, praktisch in Trippelschritten wie ein Kleinkind. Es ist ein bisschen so, als ob Sie eine Gangschaltung hätten, wie Radrennfahrer. Auch ist es sehr hilfreich, die Knie ein wenig mehr anzuziehen als sonst beim Laufen. Beim Bergablaufen sollten Sie ebenfalls nicht zu große Schritte machen. Dies ist überraschenderweise manchmal fast anstrengender als das Bergaufrennen.

Achten Sie bei Ihrer Laufstrecke grundsätzlich darauf, auf natürlichem Boden zu laufen, also Beton- oder Teerwege zu vermeiden. Dies ist jedoch nicht immer möglich, vor allem wenn man in der Stadt läuft. Dann sollten Sie aber zumindest bei der »Bergstrecke« auf natürlichen Boden achten.

Wir hier in Berlin haben einen Berg, den wir inständig lieben. Er heißt Teufelsberg, und für uns Berliner ist er richtig hoch. Geografen mögen jetzt sagen, dass er sich bescheidene 30 Meter über den Meeresspiegel erhebt und sich aus der Berliner Landschaft gerade mal 18 Meter aufrichtet. Trotzdem fühlen wir Berliner uns, wenn wir uns dem Berg nähern, wie im Hochgebirge. Und wenn wir hinaufgejoggt sind, dann fühlen wir uns richtig super. Dann kreisen wir oben eine Weile und joggen lässig wieder hinunter, so stolz, als hätten wir den Himalaja hinter uns. Diesen »Berg« berenne ich mindestens einmal die Woche. Aber was ich damit sagen will: Jeder Berg ist so hoch, wie er sich anfühlt, und das reicht auch.

Sagen Sie jetzt bitte nicht, bei Ihnen gibt es keine Berge. Seien Sie kreativ: Finden Sie Erhebungen, rennen Sie über Überführungen – auch Treppen zählen!

Um herauszufinden, ob ein Berg noch zu schwierig für Sie ist, machen Sie den Sprechtest: Können Sie sich unterhalten, ist es okay, ziehen Sie es vor, nur noch in Zeichensprache zu antworten, dann ist der Berg zu hart für Sie.

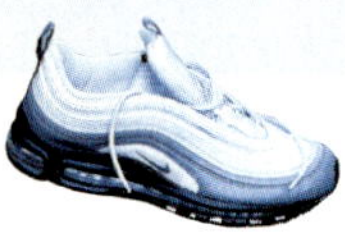

Lauf-Methoden

Natürlich gibt es viele Methoden, die einem sagen, wie man laufen soll, was man beachten soll und natürlich auch, was man nicht tun soll. Die meisten Programme basieren auf den Forschungen eines gewissen Arthur Lydiard. Er war in den 1960ern und 70ern ein Lauf-Guru und zu der Zeit auch Trainer der neuseeländischen olympischen Läufer. Sein Programm war sehr simpel:

- Bilden Sie eine Grundlage von vielen Laufkilometern. Diese Basis sollte nur aus leichten Strecken bestehen, aber aus vielen Lauf-Einheiten und langen

Wegen. Das macht den Körper bereit für härtere und schnellere Trainingseinheiten. Denn nur durch das beständige Laufen vieler Kilometer gewöhnt sich der Körper ans Laufen, und das verhindert auch Verletzungen.
- Laufen Sie zwischendurch einen Berg hoch. Auch wenn es nur ein Berg die Woche ist, steigert das die Fitness ungemein.
- Erst nach sehr vielen Monaten einfachen Laufens sollten Sie sich harten Geschwindigkeiten oder langen Strecken widmen.

Dieses Prinzip wird auch als die Backmethode bezeichnet: Die Zutaten sind die zugrunde liegenden Kilometer, dem Backen im Ofen entspricht der Berg und der Zuckerguss auf dem Kuchen sind die Geschwindigkeitsläufe.
Für alle, die Süßigkeiten nicht mögen oder die nicht an dieses klebrige Teufelszeug denken können, ohne sofort zum nächsten Bäcker zu rennen, gibt es auch eine Häuser-Analogie: Man beginnt mit der nicht wirklich aufregenden Phase der Konstruktion eines soliden Fundaments, das sind die langen Strecken. Dann kommen die Wände und Stützpfeiler, das sind die Berge. Geendet wird mit den Farben, nämlich den Geschwindigkeitsläufen oder sogar Wettrennen, die das Haus schön aussehen lassen.

Ein paar goldene Lauf-Regeln

- Laufen Sie so oft Sie können auf weichen Böden. Vermeiden Sie Straßen oder versiegelte Oberflächen.
- Trinken Sie immer genug. Muskeln funktionieren einfach besser in einem Körper, der mit ausreichend Wasser versorgt wird.
- Hören Sie auf Ihren Körper: Ein Schmerz ist immer eine gelbe Karte. Nie kleine Verletzungen ignorieren, dann wird es nur schlimmer.
- Die meisten Verletzungen kommen daher, dass Läufer zu viel zu schnell machen. Also vergessen Sie eines nicht: Das Training langsam aufbauen.
- Wer viel läuft, muss auch viel ruhen. Sie brauchen physische und auch psychische Ruhe, um sich von den Belastungen des Laufens zu erholen.
- Kaufen Sie sich mindestens einmal im Jahr neue Laufschuhe.
- Immer das Gleiche zu machen ist langweilig. Kombinieren Sie das Laufen zum Beispiel mit Fahrradfahren, sei es auf dem Heimtrainer oder auf der Straße. Es gibt Studien, die besagen, dass Läufer besser laufen, wenn sie viel Fahrrad fahren. Marathonläufer sollen angeblich zehn Prozent schneller sein, wenn sie viel Rad fahren.

Treppensteigen ist ein guter Ausgleich zum Laufen, denn es stärkt die vordere Oberschenkelmuskulatur. Beim Laufen wird vor allem die hintere Beinmuskulatur gestärkt, und zu schwache vordere Beinmuskeln können zu Knieverletzungen führen.

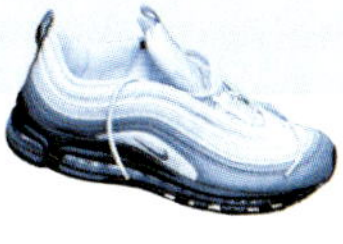

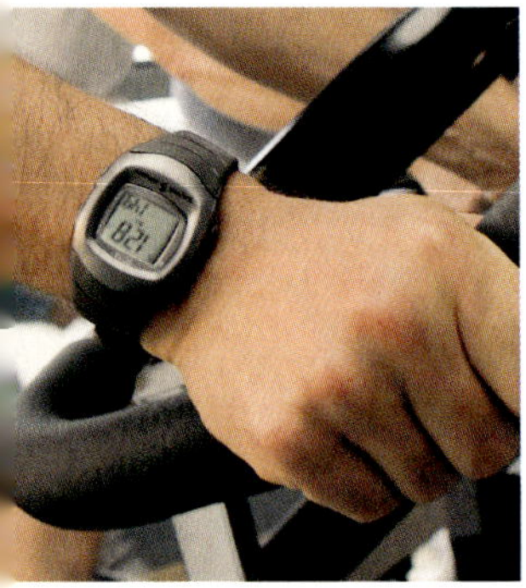

Trainieren mit der Pulsuhr

Als ich angefangen habe, Sport zu treiben, also regelmäßig joggte und auch Krafttraining machte, bemerkte ich irgendwann, dass ich nicht wirklich sichtbar oder messbar abnahm, obwohl ich schwitzte und ackerte. Das nervte mich natürlich! Ich meine, wofür denn das Ganze, wenn es nichts bringt. Lange überlegte ich, woran das liegen könnte, ob ich länger oder schneller laufen müsste, damit was passierte.
Aber dann erklärte mir jemand, dass Leistung nicht gleich Leistung ist: Man müsse bedenken, wie man die Energie aufbringt, die einen vorantreibt, und aus welchem Reservoir man sie hervorzaubert. Ausschlaggebend dafür sei eher die Intensität des Trainings und weniger der Grad, wie sehr uns die Plackerei schafft.
Natürlich verstand ich nur Bahnhof. Bis dahin hatte ich nur die Faustregel gekannt: Wenn man beim Laufen sprechen kann, dann trainiert man richtig. Nun ja, das stimmt auch, aber die meisten von uns schätzen sich falsch ein. Denn eine Sache muss man ganz klar und immer wieder sagen: Wenn man sich zu sehr anstrengt, das heißt, wenn der Puls zu hoch ist, dann werden vor allem Kohlenhydrate verbrannt und nicht das leidige Fett, das unsere Hüften so griffig macht.
Als Anfänger machen wir meistens zu viel, wie schon beschrieben wurde. Und dies ist nicht nur schlecht für die Gelenke, sondern es bringt auch wenig für die Figur. Nur zu leicht lassen wir uns von äußeren Einflüssen verleiten, unser optimales Tempo zu verlassen. Dabei ist es klar: Wenn Sie langsam um den See traben, haben Sie viel mehr davon, als wenn Sie rennen. Natürlich weiß ich, dass es hart ist, wenn ältere Damen und Herren mit grauen Schläfen locker an einem vorbeiziehen. Aber lassen Sie sich nicht irritieren: Sie trainieren nur für sich selbst, nicht für die anderen.

Natürlich dachte ich, ich brauche keine Pulsuhr. Ich weiß doch, wie schnell ich laufen kann! Der Test hat mich jedoch eines Besseren belehrt. Gerade für Anfänger ist das Laufen mit der Pulsuhr eine Hilfe.

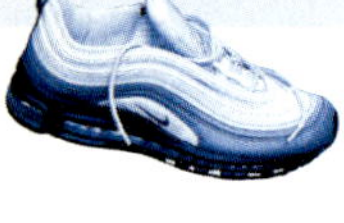

Die Herzfrequenz

Das Zauberwort, das ich lernte, war Herzfrequenz. Damit bezeichnet man den Pulsschlag, also wie schnell unser Herz schlägt. Oder wie die Mediziner sagen würden: die Wiederholungsrate, mit welcher der Herzmuskel sich zusammenzieht.
Das Herz versorgt den Körper mit Blut und dem Sauerstoff, der im Blut transportiert wird. Den Sauerstoff atmen wir ein, dann wird er in den Lungen vom Blut aufgenommen und mit dem Herzschlag über die Blutgefäße in

den Körper gepumpt, dorthin, wo er benötigt wird. Also auch zu den Muskeln, die die Energie verbrauchen. Wenn wir uns anstrengen, schlägt das Herz schneller und stärker, damit wir genug Sauerstoff zur Verfügung haben. Ansonsten würden wir die Leistung schlichtweg nicht bringen. Das Herz passt sich also dem Energieverbrauch an. Durch diese Anforderungen wird der Herzmuskel trainiert, er wird größer, damit vergrößert sich auch der Füllraum des Herzens, sodass es mit jedem Schlag mehr Blut (und damit mehr Sauerstoff) durch den Kreislauf pumpen kann.

Herzfrequenz ist der Takt jener Pumpe, die unser Herz ist.

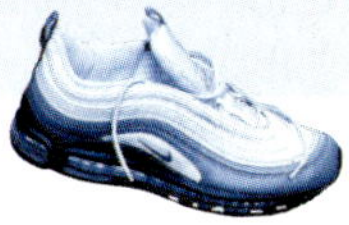

Trainieren wie ein Profi

Ein alter Werbekumpel gab mir dann den entscheidenden Tipp: »Cherno, schaff dir einen Pulsmesser an.« »Pulsmesser?«, fragte ich, »was soll'n das sein? Wofür braucht man denn so was?« Der Werber war ein erfahrener Jogger, er lächelte und erklärte mir die Welt des Trainings mit der Pulsuhr, wobei sich herausstellte: Ich hatte mich bei meinem Training immer im falschen Herzfrequenzbereich bewegt, ich hatte mich ständig überfordert. Der einfachste Weg, mit dem »idealen Puls« zu trainieren, ist das Training mit einem Herzfrequenz-Messgerät, also der Pulsuhr.
Vor nicht allzu langer Zeit war es nur Spitzenathleten möglich, effektiv zu trainieren. Nur sie konnten sich die riesigen Apparate und Anlagen leisten, mit denen man EKG-ähnliche Messungen machen konnte, um sein Training seinem Körper gemäß optimieren zu können. Die digitale Revolution hat auch hier große Veränderungen vollbracht, und so ist es heutzutage fast jedem möglich, wie die Profis zu trainieren. In den letzten zehn Jahren kamen kleine Geräte auf den Markt, mit denen jeder seine Herzfrequenz messen kann. Mit diesen so genannten Pulsuhren muss keiner seinen Puls mehr schätzen oder mitten im Laufen stehen bleiben, um ihn zu messen.
Pulsuhren gibt es in einfacher Ausführung schon für rund 20 Euro bei Aldi oder Tchibo. Im Fachgeschäft können Sie allerdings auch mehrere hundert Euro dafür ausgeben. Sie alle eignen sich perfekt zum Trainieren, und sie sind in der Regel recht einfach zu bedienen. Die meisten benutzen einen Brustgurt, der eine Sonde im Bereich des Herzens platziert. Diese Sonde sendet direkt zum Empfänger in der Pulsuhr, dem Herzfrequenzmessgerät. Auch wenn die Systeme ein wenig unterschiedlich sind – alle Pulsuhren ermöglichen es, die eigene Herzfrequenz während des gesamten Trainings zu beobachten und immer im idealen Bereich zu trainieren.
Doch was ist der ideale Herzfrequenzbereich?

Der Trainingspuls

Der ideale Trainingspuls bezieht sich auf die maximale Herzfrequenz eines Menschen, das ist die maximale Anzahl von Herzschlägen pro Minute. Um mit der für Sie idealen Herzfrequenz trainieren zu können, müssen Sie also zunächst Ihre maximale Herzfrequenz kennen. Diese ist zwar individuell etwas unterschiedlich, aber sie hängt vor allem vom Geschlecht und vom Alter ab. Daher konnte man Formeln entwickeln, um die maximale Herzfrequenz einer Person zu errechnen. Die einfachste Formel ist die folgende:

- Frauen: 226 minus Lebensalter = maximale Herzfrequenz
- Männer: 220 minus Lebensalter = maximale Herzfrequenz

Sie können Ihre maximale Herzfrequenz auch durch eine kleine Übung feststellen: Wärmen Sie sich auf und rennen Sie dann vier Minuten lang so schnell Sie können. Verausgaben Sie sich ruhig, Sie sollen aus der Puste kommen. Danach messen Sie sofort Ihren Puls – dies ist Ihre maximale Herzfrequenz.

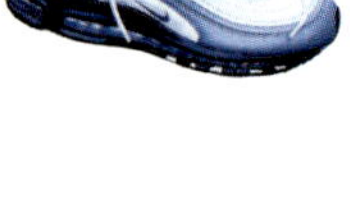

Kompliziertere Formeln beziehen den Ruhepuls – die Schläge pro Minute bei absoluter Ruhe – mit ein, oder auch den Leistungsfaktor, also wie trainiert jemand ist. Doch für das Freizeittraining reichen die genannten Formeln vollständig aus.

Nehmen wir ein Beispiel, nennen wir ihn Cherno. Cherno ist 36. Für unsere Formel heißt das: 220 minus 36 ergibt 184. Chernos maximale Herzfrequenz ist also 184.

Der Trainingspuls beträgt nun einen bestimmten Prozentsatz der maximalen Herzfrequenz. Mit welcher Intensität Sie trainieren, hängt davon ab, was Sie erreichen wollen. Es gibt verschiedene Trainingszonen, für uns sind nur diese beiden interessant:

1. Fettverbrennungszone: 60 bis 70 Prozent des maximalen Trainingspulses, hier wird mehr Fett verbrannt als Kohlenhydrate.
2. Ausdauerzone (Fitnesszone): 75 bis 85 Prozent des maximalen Trainingspulses. Bei dieser Geschwindigkeit kommt man außer Atem, der Körper braucht mehr Sauerstoff. Der Körper verbessert seine Fähigkeit, frischen Sauerstoff zu den Muskeln zu schaffen und verbrauchten Sauerstoff abzutransportieren. Dieses Training verbrennt weniger Fett, stärkt aber Herz und Lungen.

Für mich, der ich meinen Rettungsring loswerden wollte, war natürlich die erste Zone die ideale. Bewegt man sich in dieser Trainingszone, verbrennt der Körper netterweise die meisten Kalorien aus gespeicherten Energien, also mehr aus Fett und weniger aus Kohlehydraten. Rechnen wir nun anhand unseres Beispiels die Grenzen der Fettverbrennungszone aus:

- 60 Prozent von 184 ergeben 110 (184 x 0,6 = 110)
- 70 Prozent von 184 ergeben 128 (184 x 0,7 = 128)

Chernos Pulsuhr sollte also immer zwischen 110 und 128 anzeigen, denn dies ist seine Fettverbrennungszone.
Als ich mit diesen neuen Erkenntnissen und mit meiner neuen Pulsuhr zum ersten Mal gelaufen bin, war ich bass erstaunt: Ich hatte das Gefühl, ganz gelassen und gemächlich zu laufen, und war dabei schon mitten in meiner Fettverbrennungszone. Klasse! Ich hatte bisher meine Belastung absolut falsch eingeschätzt. So machte das Laufen noch viel mehr Spaß.

Training mit Köpfchen

Und genau das war's, was mein Freund mir sagen wollte: Trainieren mit Köpfchen– also mit dem richtigen Wissen und der richtigen Ausrüstung – ist viel effektiver.
Ein weiterer Aspekt ist die Dauer des Trainings. Denn je länger man läuft, umso höher ist der Fettanteil bei der Energieverbrennung. Nach einer Stunde Belastung ist er viermal so hoch wie nach fünf Minuten. Experten sagen, dass erst ab 15 Minuten Training die Fettverbrennung einsetzt. Dies ist nicht ganz richtig, aber auch nicht ganz falsch: Schon ab dem ersten Schritt verbrennen wir Fett. Aber Tatsache ist, dass ab 15 Minuten Training in der richtigen Herzfrequenzzone die Fettverbrennung deutlich effektiver wird und sich immer mehr steigert.
Es lohnt sich also tatsächlich, wenn die einzelnen Trainingseinheiten nicht allzu kurz sind. Also, ich lief früher vor mich hin, zog so meine Runden, aber es passierte nichts. Als ich meine Fettverbrennungszone kennen lernte, trieb es mich stetig voran, denn jetzt wusste ich ja, es ging meinem Rettungsring ans Leder. Und das fühlte sich verdammt gut an. Wenn ich eine Runde im Park lief, dauerte es 20 Minuten, und dann wusste ich, ich bin ein bisschen Fett losgeworden. Bei zwei Runden wusste ich, es war viel mehr. Aber bei drei Runden hat es sich dann so richtig gelohnt. Und diese dritte Runde schaffte ich dann auch noch, weil ich wusste: Jetzt bin ich mal wieder ein gutes Stück Butter los.
Mit der Pulsuhr ist das Fettverbrennungs-Training kein Problem, denn mit ihr haben Sie Ihre Herzfrequenz ständig unter Kontrolle. Damit man beim Training aber nicht ständig auf die Uhr schauen muss, um den Puls zu kontrollieren, empfiehlt es sich, die oberen und unteren Grenzwerte so einzustellen, dass es piepst, wenn man die Grenze erreicht. Dann kann man einfach etwas schneller bzw. langsamer laufen, und schon ist man wieder in der idealen Zone. Und so empfehle ich allen, die durch Laufen alleine nicht

abgenommen haben oder es auch mit einer anderen Ausdauersportart nicht geschafft haben: Legen Sie sich eine Pulsuhr zu – sie hilft, optimal zu trainieren.

Richtig atmen

Mit dem Einatmen nehmen wir Sauerstoff aus der Luft in den Körper auf, mit dem Ausatmen geben wir verbrauchten Sauerstoff – Kohlendioxid – ab. Mit dem Blut wird der Sauerstoff zu den Zellen transportiert und das Kohlendioxid von den Zellen abtransportiert. Das Blut gibt dann in der Lunge Kohlendioxid ab und nimmt Sauerstoff auf. Dieser Austausch der Atemgase findet zwischen den Alveolen und Lungenkapillaren statt.

Atmen wir bei der Anstrengung flach, gelangt nur wenig Sauerstoff ins Blut, und das Herz muss schneller schlagen, um mehr Sauerstoff zuzuführen. Je tiefer wir atmen, umso mehr Sauerstoff bekommt der Körper mit einem Atemzug. Daher ist es wichtig, beim Laufen tief und gleichmäßig zu atmen.

Es gibt eine einfache Möglichkeit, dafür zu sorgen, und zwar indem man sich an einen bestimmten Atemrhythmus hält: Bei normalem Tempo empfiehlt sich als Faustformel der »4 : 4-Rhythmus«. Das bedeutet: vier Schritte lang einatmen und vier Schritte lang ausatmen. Bei schnellen Läufern oder bei schwierigem Gelände kann man den Rhythmus auf 3 : 3 oder 2 : 2 erhöhen.

Training als Anpassungsvorgang

Der Körper ist ständig damit beschäftigt, das biologische Gleichgewicht aufrechtzuerhalten, so hängt zum Beispiel die Funktion und Form der Organsysteme eng miteinander zusammen. Wer regelmäßig trainiert, vergrößert sein Herzvolumen, und damit die Belastbarkeit und Ausdauer des Herzens.

Wenn wir trainieren, also uns verändern wollen, gilt es, dieses Prinzip zu nutzen. Das bedeutet: Wenn wir acht Stunden am Schreibtisch sitzen oder immer nur Auto fahren, passt sich unser Körper an und wird träge. Fangen wir jetzt an zu laufen oder regelmäßig Muskeltraining zu machen, muss unser Körper plötzlich mehr arbeiten. Um das biologische Gleichgewicht wiederherzustellen, strengt er sich an. Er will das Verlangte leisten. Da unser Körper ja nicht dumm ist, merkt er sich das und kann anschließend mehr. Er wächst also über sich hinaus, betreibt eine Art »Vorratswirtschaft«.

Das ist im Prinzip das, was Training bedeutet.
Wenn wir an einem Tag fünf Minuten laufen und danach tot sind, gönnen wir dem Körper eine Pause, in der er sich aber nicht nur erholt, sondern mehr Potenzial aufbaut, um kommende Belastungen besser bewältigen zu können. Also schaffen wir zwei Tage später die fünf Minuten leichter. Wenn wir das kontinuierlich machen, werden wir irgendwann richtig trainiert.
Aus diesem Prinzip folgen zwei Dinge:

- Der Körper braucht eine ausreichend lange Erholungsphase. Ist diese zu kurz, hat der Körper nicht die Gelegenheit, sich nach der Erholung auf ein höheres Leistungsniveau einzustellen. Die Leistung wird also nicht gesteigert, sondern stagniert, und es kann sogar zum Leistungsabfall kommen – man nennt das übertrainieren.
- Man sollte die Belastung konstant erhöhen, damit der Trainingseffekt nicht irgendwann unwirksam wird. Das heißt, der Körper muss immer wieder neu gefordert werden, um sein Niveau auch steigern zu können.

Die Belastung kann man steigern, indem man länger oder etwas schneller läuft oder indem man eine schwierigere Strecke wählt (Sie erinnern sich an den Berg …). Manchmal kann es auch sinnvoll sein, die Sportart zu wechseln. Wenn Sie also seit Jahren immer nur laufen, sollten Sie stattdessen einmal in der Woche vielleicht zum Schwimmen gehen oder Rad fahren.

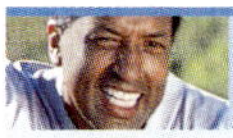

Vergessen Sie nicht Ihre Langzeitziele. Sie finden sicher genug, die es wert sind, sämtliche Widrigkeiten zu überwinden. Und ich verspreche Ihnen: Es lohnt sich.

Lassen Sie sich nicht aufhalten

Sie sind aktiv geworden, ein bisschen fitter und merken schon die ersten Auswirkungen. Sie haben das Gefühl, einen neuen Lebensabschnitt begonnen zu haben, und freuen sich schon darauf, den Rest Ihres Lebens fit und schlank zu sein. Da Sie nun wissen, wie es geht – und dass es gar nicht so schwer ist –, kann Ihnen ja nichts mehr passieren. Oder?
Leider lässt sich auch der größte Elan gerne von widrigen Umständen bremsen. Es kommt ein wichtiger Termin dazwischen, Sie sind zu müde, das Wetter ist zu schlecht, um zu trainieren. Dem ist nur mit dem Kopf zu begegnen: Machen Sie sich jeden Tag klar, dass Sie selbst Ihr Leben verändern wollen, dass keiner Sie dazu zwingt. Dealen Sie mit sich selbst. Etwa: Diese Woche trainiere ich für meine Frau, die nächste für ein besseres Sexleben, diese Woche für meinen Kreislauf, nächste Woche, damit mein Chef mir nicht mehr so auf die Nerven geht.

Verschiedene Ausdauersportarten

Sicherlich haben Sie es schon bemerkt: Ich persönlich mag Laufen. Ich laufe, ich renne einfach gern. Nun mag es aber durchaus sein, dass nicht ein jeder diese Begeisterung mit mir teilt. Das ist völlig in Ordnung, es müssen ja nicht alle den gleichen Sport betreiben. Und wie schon erwähnt, ist jede körperliche Bewegung Klasse. Egal, welchen Sport Sie bevorzugen, Hauptsache ist, Sie tun etwas. Schon fünf Minuten Bewegung sind besser als zehn Minuten auf der Couch.

Und selbst wenn ich am liebsten jogge, bewege ich mich der Abwechslung halber und bei Gelegenheit auch mal auf andere Weise sportlich. So sind beispielsweise Inlineskaten und Schwimmen für mich Freizeitbeschäftigungen, die zudem meiner Fitness zugute kommen.

Radfahren

In meinem Leben als Journalist muss ich jeden Tag einige Stunden damit verbringen, Wissen aufzunehmen, also zu lesen. Dieses mache ich teilweise strampelnd, indem ich auf dem Heimtrainer sitze. Ich fahre also Fahrrad. Mein Heimtrainer hat Programme, die Berge simulieren, da geht es dann mal schwerer, mal langsamer. Auch sagt er mir am Ende, wie viele Kalorien ich verbraucht habe. Den Puls misst er sowieso. Aber solchen Schnickschnack braucht man eigentlich gar nicht. Das Praktische an einem Fahrradergometer ist, dass man sich beim Lesen bewegt.

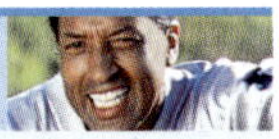

Ich fahre regelmäßig Fahrrad – auf dem Ergometer wie auch in der freien Natur. Dabei kann ich das Angenehme mit dem Nützlichen verbinden.

Wenn Sie also ein Rad-Freak sind, fahren Sie Fahrrad – im Freien oder zu Hause, das ist egal. Im Prinzip gelten die gleichen Regeln wie beim Laufen: Wenn Sie abnehmen wollen, sollten Sie Ihren Puls kontrollieren und in der Fettverbrennungszone fahren. Dann haben Sie am meisten davon.

Allerdings will ich Ihnen nicht verschweigen, dass es eine Faustregel gibt, die besagt: Eine Stunde laufen hat den gleichen Effekt wie zwei Stunden Fahrrad fahren. Denn wenn Sie laufen, müssen Sie Ihren Kadaver mit jedem Schritt voranschleppen. Und wir alle haben ein gewisses Gewicht. Das kostet Kraft. Der Nachteil vom Fahrradfahren ist gleichzeitig sein Vorteil: Sie müssen Ihr Eigengewicht nicht tragen. Bei Personen, die etwas schwerer sind, ist das sehr gut. Denn die Knie werden nicht so belastet, und man tut trotzdem eine ganze Menge für seinen Kreislauf, für seine gesamte Konstitution. Da das Ganze eben nicht so anstrengend ist, verbrennen wir weniger Kalorien.

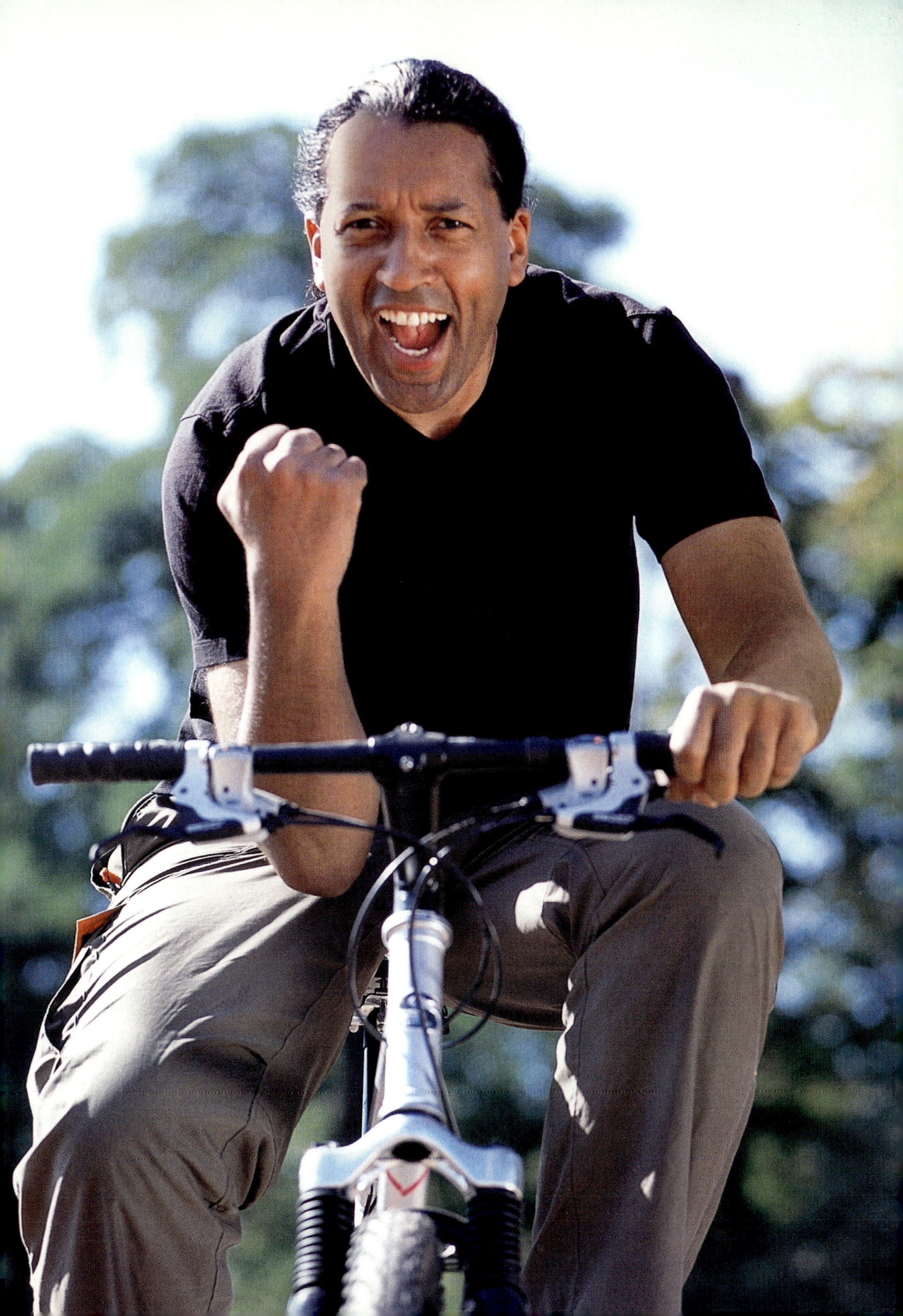

Radfahren ist geeignet:
- **Für Untrainierte**
- **Für Übergewichtige**
- **Bei Gelenkproblemen**
- **Für Ältere**

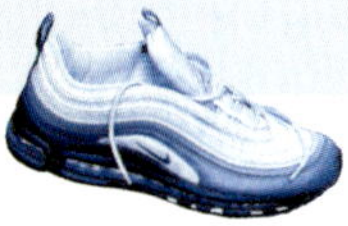

Tipps zum Radfahren

- Sie brauchen kein besonders schickes oder teures Fahrrad. Es muss Ihnen aber »passen«, das heißt: Die Höhe des Rahmens, des Sattels und des Lenkers müssen auf Ihre Größe eingestellt sein. Sonst geht die Belastung zu sehr auf die Beine oder den Rücken, was den Spaß ebenso wie den Trainingseffekt mindert.
- Das Fahrrad sollte top in Schuss sein. Nichts verdirbt die Freude am Radeln so sehr wie klappernde Bleche oder schlecht aufgepumpte Reifen.
- Ein gepolsterter Sattel ist zunächst angenehm, aber wenn Sie regelmäßig fahren, lohnt sich die Anschaffung eines Ledersattels: Anfangs ist er hart, aber nach einiger Zeit wird er nicht nur weicher, sondern passt sich auch optimal Ihrer Anatomie an. Ist der Sattel einmal eingefahren, werden Sie nie wieder einen anderen haben wollen.
- Wenn Sie regelmäßig und sehr lange Strecken fahren, legen Sie sich eine gefütterte Radlerhose zu. Man fühlt sich dann zwar ein bisschen wie mit Windeln, aber glauben Sie mir: Eine Schicht extra hilft kolossal, wenn Sie stundenlang auf dem schmalen harten Sattel unterwegs sind.

Walken oder Laufen?

Wie oft habe ich das in den letzten zwei Jahren gehört: »Junge, du hast aber auch gar keine Ahnung. Laufen war vorgestern, heute ist Walken angesagt!« Ob Power Walken oder Nordic Walken, auf jeden Fall Walken. Nun, nichts gegen Walking. Es ist auf jeden Fall eine großartige Vorbereitung für die etwas größere Belastung des Laufens. Walken ist fein, ich stehe aber eher auf Laufen.

Wenn Sie Walken als »Einstiegsdroge« für das Laufen verwenden, fangen Sie langsam und mit kurzen Strecken an. Mit der Zeit steigern Sie Trainingsdauer und Geschwindigkeit, und wenn Sie sich fit genug fühlen, können Sie in jeder zweiten oder dritten Trainingseinheit zum Laufen übergehen. Irgendwann werden Sie dann fit genug sein und nur noch laufen.

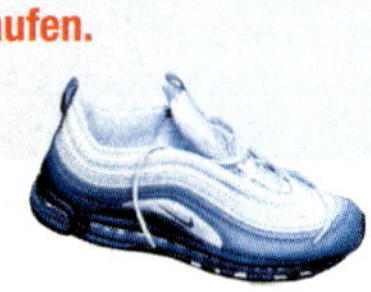

Was ist Walken?

Mit »Walken« bezeichnet man »sportliches Gehen«. »Power Walking« ist einfach eine Steigerung, hier macht man kleinere Schritte als beim normalen Walken und läuft dadurch etwas energischer. »Nordic Walking« stammt aus Finnland und ist Walken mit Spezialstöcken, was ein wenig aussieht wie Langlauf ohne Schnee. Durch die Stöcke wird der Oberkörper intensiver eingesetzt als beim normalen Walken.

Walken ist der ideale Sport für Einsteiger, da es den Körper nicht so sehr belastet wie das Laufen. Auch ist es relativ egal, wie sportlich, wie alt oder wie schwer man ist. Da sich immer ein Fuß auf dem Boden befindet, ist der Aufprall nicht so stark wie beim Laufen, was die Gelenke schont. Man braucht nur ein paar gute Schuhe und für Nordic Walking auch Stöcke, und schon kann man überall und jederzeit loslegen.

Die Belastung steigern Sie ebenfalls wie beim Laufen, indem Sie schneller oder länger walken oder eine schwierigere Strecke wählen (Steigungen). Wenn es Ihnen viel Spaß macht, können Sie auf Nordic Walking umsteigen, lassen Sie sich von einem Profi zeigen, wie Sie die Stöcke richtig einsetzen. Wenn Sie dies beherrschen, tun Sie zusätzlich eine Menge für Arme und Schultern.

Walken ist geeignet:
- **Für Untrainierte**
- **Für Übergewichtige**
- **Bei Gelenkproblemen**
- **Für Ältere**
- **Als Einstieg zum Laufen**

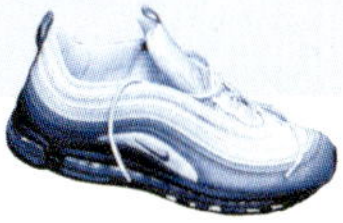

Tipps zum Walken

- Laufen Sie aufrecht und entspannt, die Füße rollen Sie von der Ferse über die Zehenspitzen ab. Die Arme sind angewinkelt und schwingen locker, aber aktiv mit.
- Sie können die Laufgeschwindigkeit und die Schrittfrequenz variieren und so den idealen Rhythmus für sich selbst herausfinden.
- Achten Sie auf die richtige Atmung und auf Ihren Puls, die Regeln dafür sind die gleichen wie beim Laufen.
- Schauen Sie sich die Technik bei geübten Walkern ab. In vielen Städten gibt es Walking-Treffs, wo Sie auch als Anfänger willkommen sind.
- Besonders bei Nordic Walking ist es wichtig, die richtige Technik zu lernen, es gibt entsprechende Kurse.
- Walken Sie möglichst auf Naturböden. Dies ist hier nicht so entscheidend wie beim Laufen, aber trotzdem angenehmer für die Gelenke.

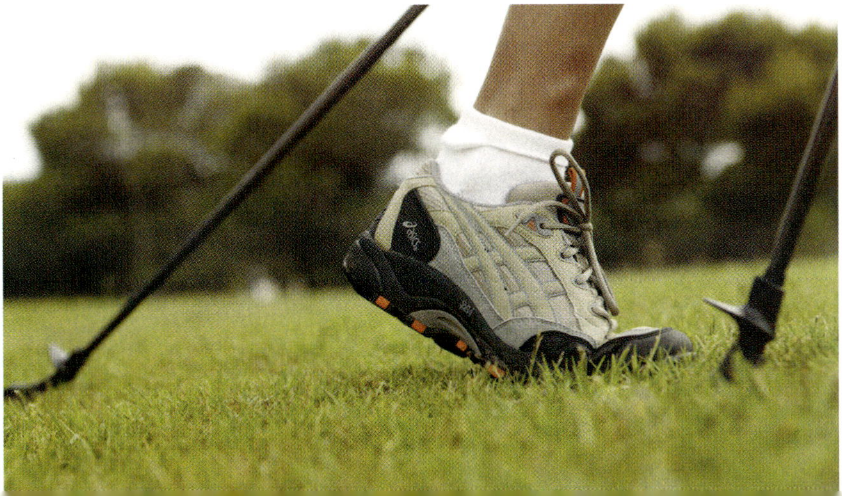

Schwimmen ist geeignet:
- Bei Übergewicht
- Bei Gelenkproblemen
- Bei Rückenproblemen

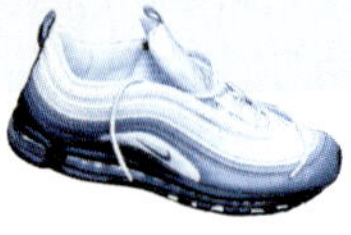

Schwimmen

Meine Schwester ist eine begeisterte Schwimmerin. Sie läuft nicht gerne, sie fährt nicht gerne Fahrrad, aber Schwimmen findet sie Klasse. Schon als Kind zog sie ihre Bahnen. Wenn das auch für Sie gilt und Schwimmen für Sie das Größte ist, dann tun Sie es weiter. Wenn Sie damit abnehmen wollen, achten Sie dabei auf Ihren Trainingspuls. Bei deutlichem Übergewicht oder Gelenkproblemen ist Schwimmen ideal, da das Wasser Ihr Gewicht trägt und die Gelenke entlastet sind. Da aber Wasser eine über 700-mal höhere Dichte hat als Luft, müssen Sie mehr Kraft aufwenden, um voranzukommen. Trotz der gefühlten Leichtigkeit macht dies das Ganze ziemlich anstrengend.

Ich empfehle zum Ausdauersport Brustschwimmen, denn das können die meisten am besten. Außerdem ist hier die Technik nicht so entscheidend, achten Sie nur darauf, dass Sie den Kopf nicht immer in den Nacken legen, sondern ihn nach vorne bewegen, vor allem, wenn Sie die Beine nach hinten stoßen. Nur bei der Kreisbewegung der Oberarme sollten Sie den Kopf aus dem Wasser aufrichten.

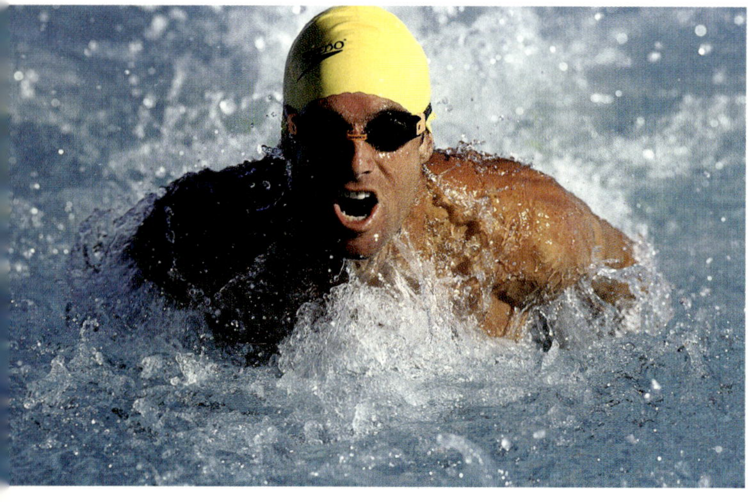

Kraulen und Rückenschwimmen sind ebenfalls sehr gut geeignet. Allerdings muss man die Kraultechnik beherrschen, und sowohl Rückenschwimmen als auch Kraulen sind in einem vollen Schwimmbad nicht allzu leicht zu gestalten.

Tipps zum Schwimmen

- Atmen Sie immer unter Wasser aus.
- Besorgen Sie sich eine Schwimmbrille. Damit ist das Schwimmen viel entspannender, da das Ausatmen unter Wasser deutlich leichter fällt. Achten Sie beim Kauf auf eine gute Passform: Wenn der Abstand richtig eingestellt ist, müssen Sie einen leichten Sog um die Augen herum verspüren.
- Im kalten Wasser ist die Leistungsgrenze übrigens früher erreicht. Und wer friert, sollte unbedingt eine Pause an Land einlegen.

Inlineskaten

Dieser so genannte Funsport hat sich immer mehr zu einer Massenbewegung entwickelt, ganz so wie das Joggen in den 1970ern. Vielerorts werden ein- bis zweimal pro Jahr die Innenstädte abgesperrt für eine »Blade-Night«, und da wird's immer richtig voll. Es macht einfach riesigen Spaß – allerdings ist es gerade für Anfänger nicht so ganz einfach mitzuhalten, denn der Peloton ist ziemlich flott unterwegs.

Inlineskaten ist ein intensives Training, auch wenn es auf den ersten Blick nicht so aussieht. Es kann einen richtig schaffen, und glauben Sie mir, ich weiß, wovon ich rede. Bei meiner ersten Blade-Night hier in Berlin habe ich nach der ersten Hälfte fast schlapp gemacht, weil ich einfach unterschätzt hatte, wie viel Kraft man dafür benötigt. Obwohl man doch eigentlich nur dahingleitet, werden natürlich die Beinmuskeln, aber auch der Unterleib – Bauch und Hüften – und die Schultern beansprucht. Dafür verbrennt der Körper jede Menge Kalorien, wie immer, wenn große Muskelpartien arbeiten, und zwar etwa so viel wie beim Joggen. Achten Sie auf Ihren Puls: Vor allem Ungeübte überschreiten schnell die Grenzen der Fettverbrennungszone.

Für Inlineskater ist die richtige Ausrüstung wichtig: Schützer für Knie, Ellenbogen und Handgelenke sind obligatorisch. Ein Drittel aller Verletzungen passiert an den Handgelenken. Sie sollten auch den Helm nicht vergessen, da Skater bei einem Sturz meist auf den Hinterkopf fallen. Vor allem am Anfang sollten Sie nicht nur das Laufen üben, sondern auch das Bremsen. Bewegen Sie sich immer nur so schnell, wie Sie Herr der Lage sind.

Anfangs habe ich mich oft gefragt, warum bei den Blade-Nights so viele gerade vom Einkaufen zu kommen scheinen. Hatten sie doch immer einen Rucksack voller Kram dabei. Auch am Wochenende machte ich auf Berlins Inlinerpisten diese Beobachtung, manchmal hatte ich den Eindruck, da würden einige umziehen, so voll waren die Rucksäcke. Irgendwann kam mir die Erleuchtung: Das ist Teil des Fitnessprogramms. Mit einem Fünf-Kilo-Rucksack eine halbe Stunde skaten, und dann auch noch richtig tief in die Knie gehen, danach werden Sie gut schlafen können.

Skaten ist eine Mischung aus Laufsport, von den Bewegungen her eher Eisschnelllauf, und, da wir Rollen unter den Füßen haben, auch eine Art Radsport. In Kalifornien wurde mir das bewusst, als mir auf der Straße eine Meute Radfahrer entgegenkam und ich darunter einige Skater entdeckte. Wegen des hohen Tempos ist das nur etwas für erfahrene Skater, ab einem gewissen Level aber ein Muss – auch wenn man dabei immer ein wenig neidisch auf die Kumpels guckt, die immerhin sitzen dürfen.

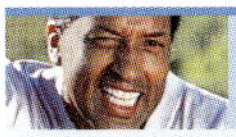

Ihr Kind will in einen Sportverein? Prima – treten Sie auch ein! Dann sind Sie nicht nur der Chauffeur Ihres Kindes und müssen gelangweilt auf das Ende der Stunde warten. Zum Beispiel bieten viele Schwimmvereine »Seniorenschwimmbahnen« an – im Vergleich zu Ihrem Kind sind Sie eben steinalt.

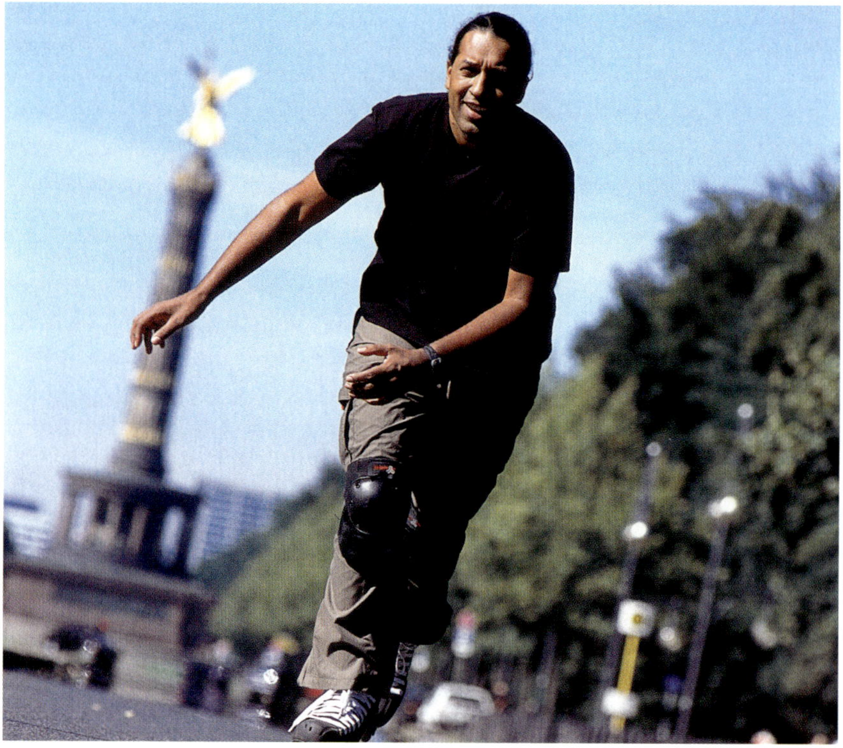

Tipps zum Inlineskaten

- Um richtig fit zu werden, sollten Sie tief gebeugt skaten, mit langen, kraftvollen Bewegungen, so wie es Claudia Pechstein uns immer vormacht. Das ist nicht ganz einfach, und Sie werden es sofort in Ihren Gliedmaßen merken, aber auf diese Weise ist der Energieverbrauch optimal. Bauen Sie langsam auf: Skaten Sie eine Minute tief, dann wieder aufrecht, und das im Wechsel. Verlängern Sie diese Intervalle, bis Sie in der Lage sind, eine halbe Stunde in Pechstein-Manier zu skaten.
- Vergessen Sie Ihren Oberkörper nicht! Holen Sie damit Schwung, legen Sie sich richtig rein. Arme sind nicht nur zum Balancehalten da.
- Langsamkeit ist Trumpf. Wie so oft im Leben bekommt man das Beste nur, wenn man es langsam angeht. Probieren Sie mal Zeitlupenskaten. Beugen Sie sich tief und gleiten Sie dann schwungvoll, aber langsam mit langen Bewegungen. Auch die Arme sollten sich in Superzeitlupe bewegen. Wenn Sie so langsam sind, dass Sie fast umfallen, dann ist es genau richtig.

Inlineskaten ist geeignet:

- **Für Trainierte ohne Herz-Kreislauf-Probleme**
- **Bei Gelenkproblemen**

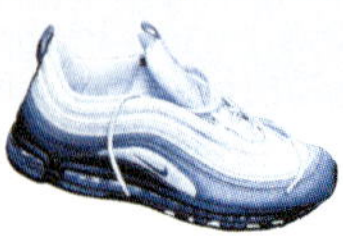

Nach wenigen Minuten werden Sie merken, dass es dieser Slo-Mo-Skate absolut in sich hat. Ihre Beine werden sich danach anfühlen, als hätten Sie damit Gewichte gestemmt. Auch hier gilt: Gehen Sie es langsam an. Erst ein bisschen, dann ein bisschen mehr, wie gehabt.

- Intervalle oder Berge machen das Skaten abwechslungsreich und steigern den Trainingseffekt. Also: Legen Sie einen 30-sekündigen Zwischenspurt ein. Dann wieder auslaufen, dann wieder Gas geben. Machen Sie das Ganze fünfmal, für den Anfang reicht das. Einen ähnlichen Effekt hat es, wenn Sie Steigungen hochskaten, die Sie in 30 bis 60 Sekunden erklimmen können. Schauen Sie, ob es in Ihrer Gegend so was gibt, kraxeln Sie hoch, und gleiten Sie dann wieder entspannt runter, um dann noch weitere vier Male den Sisyphos zu machen.

Rudern

Rudern ist ein sehr effektiver Ausdauersport, wird aber meist unterschätzt. Die NASA ließ einmal testen, wie sich ihre Astronauten in der Schwerelosigkeit am besten gegen Muskelschwund schützen könnten. Auf Grund des beengten Raumes da oben kamen nicht so viele Sportarten infrage. Zur Auswahl standen ein Fahrradergometer und ein Rudergerät. Rudern war der klare Gewinner bei diesem Test. Es wurden bis zu 800 Kalorien in einer Stunde verbrannt, ungefähr 20 Prozent mehr als beim Radeln.

Allerdings ist Rudern nicht gleich Rudern. Wer in einem normalen Ruderboot sitzt, benutzt nur den Oberkörper. Beim »Skullen« hingegen sitzt man auf einem Gleitsitz und drückt sich mit den Beinen nach hinten, bevor man die Arme anzieht. Und dieses Skullen hat die NASA-Leute beeindruckt, denn es bezieht bei jedem Ruderschlag jede große Muskelgruppe des Körpers (Beine, Arme, Hintern, Rücken) mit ein. Nachteil des Skullens ist, dass hier die Technik sehr wichtig ist. Die richtige Abfolge des Beinestreckens und Armanziehens hört sich leichter an und sieht noch viel leichter aus, als sie tatsächlich ist. Außerdem kann es dem Rücken schaden, wenn Sie mit der falschen Technik trainieren.

Wenn Sie sich fürs Rudern interessieren, müssen Sie nicht unbedingt einem Ruderclub beitreten, obwohl das bestimmt Spaß machen kann. In den meisten Fitness-Studios stehen Rudermaschinen, es gibt sie auch für den Hausgebrauch. Der Vorteil im Studio ist, dass Ihnen die Technik dort von einem Fachmann erklärt wird.

Rudern ist geeignet:

- **Für leicht Übergewichtige**
- **Bei Gelenkproblemen**
- **Um gleichzeitig Oberkörper- und Rückenmuskeln zu kräftigen**

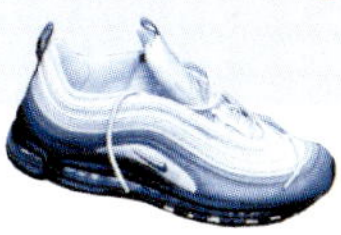

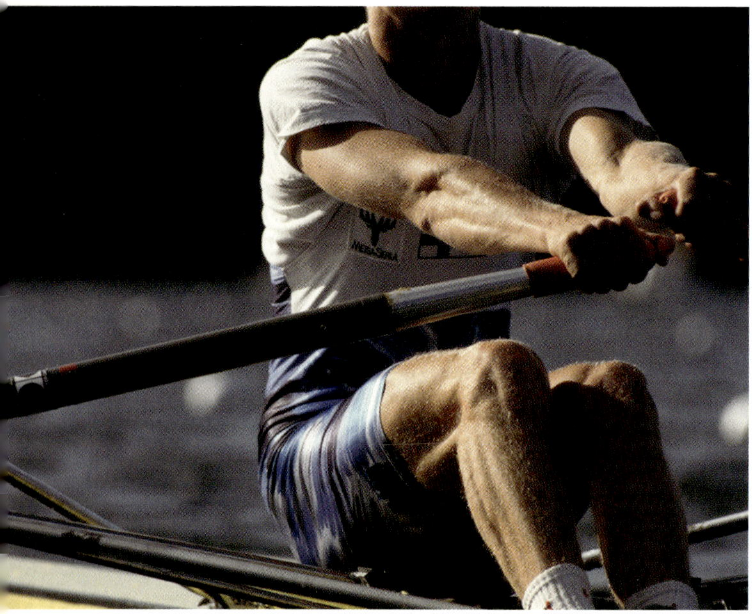

Tipps zum Rudern

- Lassen Sie sich die Technik möglichst von einem Fachmann zeigen. Wenn Sie sich eine falsche Haltung angewöhnen, kann das schnell auf den Rücken gehen.
- Wenn Sie eine Stunde skullen, ist das »großes Kino«, 30 Minuten sind immer noch ziemlich gut. Davon sollten Sie zehn Prozent als Aufwärmphase nutzen, also langsam anfangen, um danach mit allem, was Sie haben, durch virtuelle Fluten zu pflügen. Die letzten fünf Prozent der Zeit verringern Sie wieder das Tempo und die Intensität und lassen das Ganze langsam auslaufen.

Seilspringen

Seilspringen wie Muhammad Ali: aufwärmen, dann 10 Minuten mit beiden Beinen, 5 Minuten mit dem linken Bein, 5 Minuten mit dem rechten Bein. Zum Schluss nochmal 5 Minuten mit beiden Beinen. Aber Vorsicht: Dies macht einen fertig wie sonst kaum etwas und ist nur was für Profis.

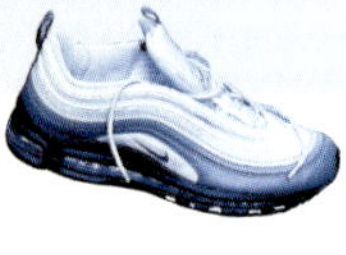

Eine weitere sehr unterschätzte Ausdauersportart, die sich auch sehr gut zum Aufwärmen eignet, ist das gute alte Seilspringen. Haben Sie sich je gefragt, warum dies ein fester Bestandteil des Trainingsprogramms aller Boxer ist? Seilspringen erfordert nicht nur Konzentration und Koordination, Sie müssen in Ihren Waden und Oberschenkeln jede Menge Kraft aufbringen, um nicht zu hoch und auch nicht zu flach zu springen. Und das über einen längeren Zeitraum.

Als Ausdauersport ist Seilspringen für Ungeübte nicht geeignet, da es sehr anstrengend ist und man schnell die Fettverbrennungszone überschreitet. Wenn Sie jedoch schon trainiert sind und vielleicht neue Trainingsreize suchen, sollten Sie es mal probieren: Wer sich nach 20 Minuten Seilspringen noch in seiner Fettverbrennungszone befindet, ist sehr fit. Bis dahin können Sie es zum Aufwärmen vor dem Muskeltraining einsetzen: ein bis zwei Minuten gemächlich seilspringen, und die Muskeln sind bereit. Für Anfänger und zum Aufwärmen sind 60 Sprünge pro Minute okay. Fortgeschrittene trainieren mit 120 bis 160 Sprüngen pro Minute.

Tipps zum Seilspringen

- Die richtige Länge des Seils: Treten Sie auf die Mitte des Seils und ziehen Sie beide Handgriffe seitlich am Körper hoch. Sie sollten bis auf Brusthöhe, höchstens bis in die Achselhöhlen reichen.
- Springen Sie auf glatten, möglichst leicht federnden Böden: Holzböden, Turnhallen-Böden, Matten. Betonböden sind zu hart.
- Machen Sie sich als Anfänger erst einmal mit den Tücken des Objekts vertraut. Probieren Sie aus, welche Technik Ihnen gefällt: Sie können immer mit einem Fuß oder mit beiden Füßen zusammen springen. Sie können das Seil vorwärts und rückwärts kreisen lassen. Und Sie können hinfallen.
- Hüpfen Sie nicht mehr als drei Zentimeter hoch und versuchen Sie, Ihren Rhythmus zu finden.
- Schwingen Sie das Seil nur aus den Handgelenken und aus den Unterarmen, nie aus den Schultern. Halten Sie die Knie leicht gebeugt und springen Sie mit dem ganzen Fuß, nie nur mit den Zehen oder Ballen.
- Atmen Sie ruhig und achten Sie auf Ihre Herzfrequenz.

Seilspringen ist geeignet:

- **Zum Aufwärmen für Anfänger**
- **Als Ausdauersport-Variante nur für Trainierte**

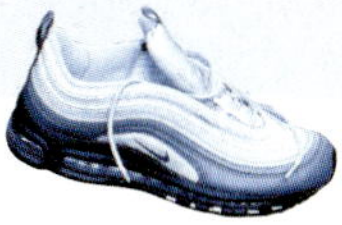

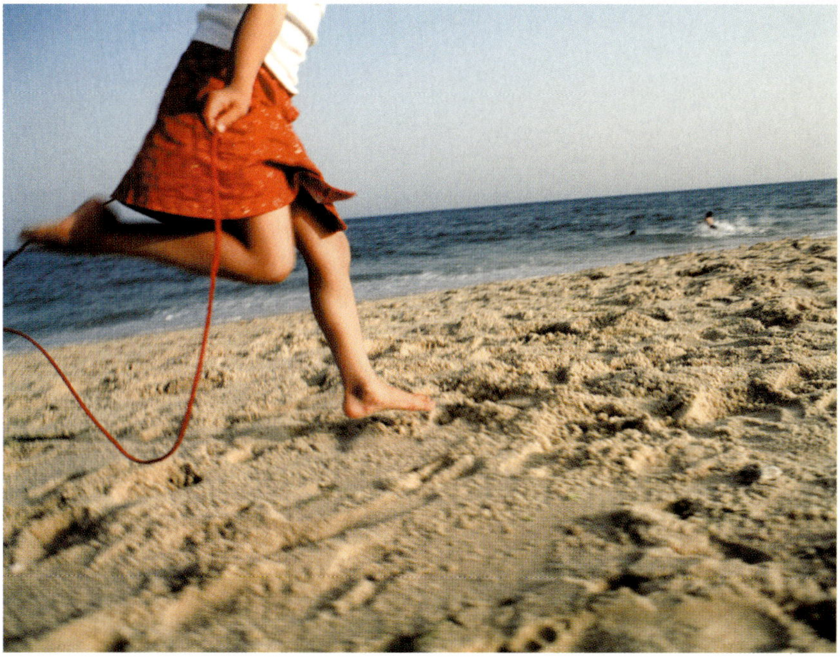

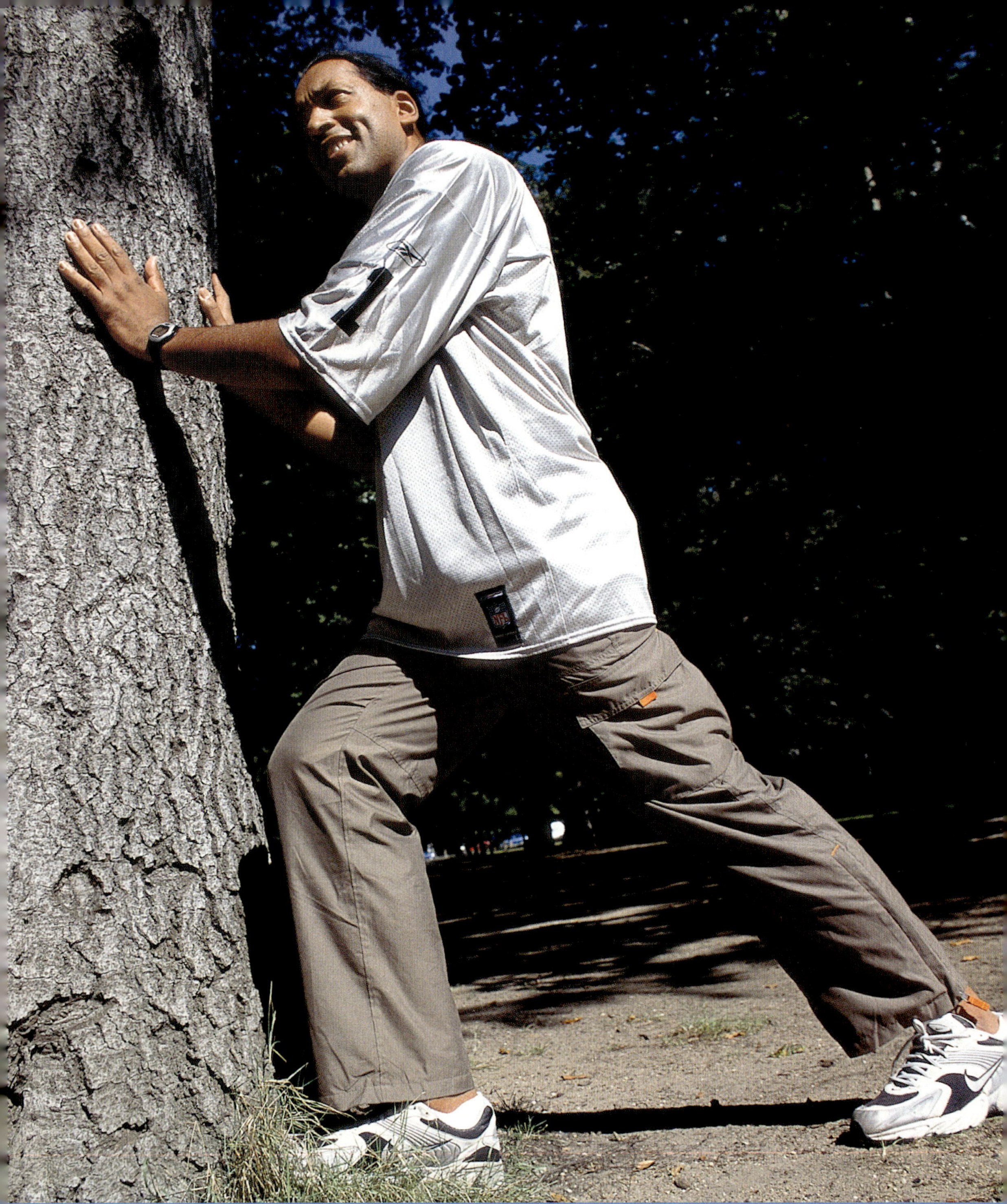

Dehnen – das Sahnehäubchen des Trainings

Dehnen oder »Stretchen«, wie es neumodisch heißt, hat nichts mit Aufwärmen zu tun, gehört aber zu einem allgemeinen Fitnessprogramm wie das Amen in der Kirche. Sie können es mit Muskeltraining oder Laufen kombinieren oder in einer extra Übungseinheit absolvieren.

Für einen beweglichen Körper

Im Alltag bewegen wir manche Muskelpartien mehr als andere, dadurch kommt es zu einem Ungleichgewicht, und damit zu Verkürzungen einzelner Muskeln. Stretchen stellt das Gleichgewicht wieder her, die Muskeln werden wieder elastischer und leistungsfähiger. Auch erhöht Stretchen die Bewegungsfreiheit und verhindert Verletzungen. Aber Stretchen ist nicht nur für unsere Muskeln, es ist auch für unsere Gelenke gut. Denn Bewegung fördert die Durchblutung der Gelenke, da die Knorpel und das umliegende Bindegewebe besser mit Nährstoffen versorgt werden.

Auch hier sei gesagt: Es geht nicht darum, Rekorde aufzustellen, sondern die Beweglichkeit zu verbessern, soweit es individuell möglich ist. Dies ist von Mensch zu Mensch sehr unterschiedlich, dabei spielt das Alter eine Rolle, aber auch, wie trainiert man ist.

Die Experten streiten darüber, ob man vor oder nach dem Ausdauer- oder Krafttraining usw. dehnen sollte. Nun, den Streit kann ich nicht schlichten. Ich persönlich mache vor und nach dem Laufen ein paar Dehnübungen und fühle mich wohl damit. Wichtig ist allein, dass Sie überhaupt dehnen.

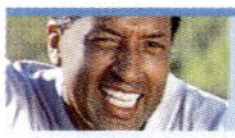

Dehnübungen sind so alt wie die Menschheit. Yoga beispielsweise ist die älteste Form der Dehnungs- und Entspannungsübung.

Dehnungstechniken

Es gibt zwei Techniken beim Dehnen:

- Das statische Dehnen, bei dem man langsam in eine Position geht und diese dann 20 bis 30 Sekunden hält.
- Das dynamische Dehnen, bei dem man in die Dehnposition geht und dann nicht zu schnell acht bis zwölf kleine, federnde Bewegungen ausführt.

In den letzten 30 Jahren hat man das statische Stretchen als Nonplusultra angesehen, man war der Meinung, das dynamische Dehnen würde das Verletzungsrisiko erhöhen. Heute hat man erkannt, dass dies nicht der Fall ist, dass das dynamisches Dehnen sogar sehr effektiv sein kann. Es muss jedoch sehr präzise durchgeführt werden.

Ein paar Dehnungsregeln

- Atmen Sie ruhig und tief. Der mit Abstand häufigste Fehler beim Dehnen ist, dass der Atem angehalten wird.
- Bleiben Sie locker und entspannt. Gehen Sie langsam in die Dehnung, bis Sie ein leichtes Ziehen spüren. Wenn es wehtut, lassen Sie etwas locker.
- Machen Sie keine ruckartigen Bewegungen.
- Wärmen Sie sich vor dem Dehnen auf.
- Sie können vor und/oder nach dem Ausdauer- oder Krafttraining dehnen.
- Sie können sich aus Dehnübungen auch eine eigene Trainingseinheit zusammenstellen.

Das biegsame Kleeblatt

Es gibt eine große Auswahl an Dehnübungen. Hier stelle ich Ihnen die vier wichtigsten Übungen vor, mit denen Sie alle Hauptmuskelgruppen dehnen. Diese Klassiker gehören zu den statischen Übungen, ich mache sie immer vor und nach dem Laufen.

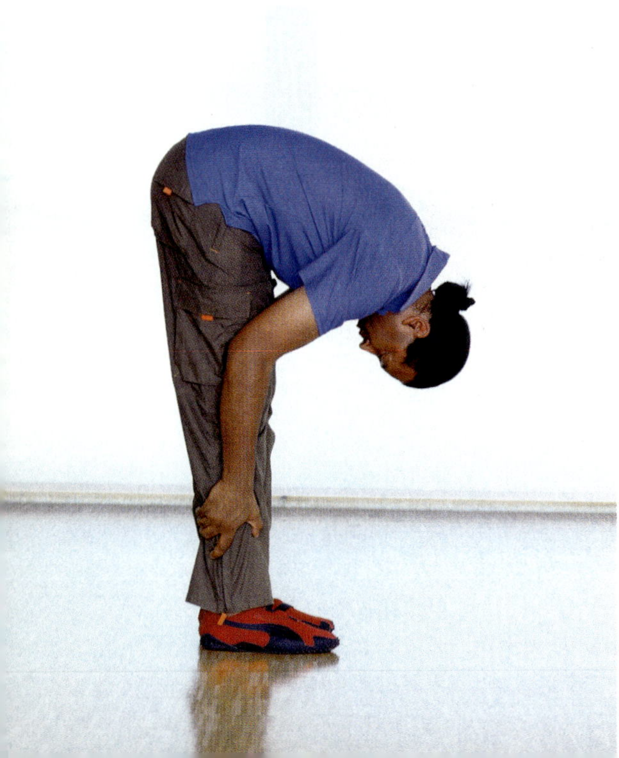

Rücken-Stretch (Rumpfbeuge)

Sie stehen aufrecht, die Beine schulterbreit auseinander und beide Arme sind nach vorne gestreckt. Beugen Sie langsam den Rücken nach vorne, bis Sie Ihre Füße berühren können. Die Beine bleiben gestreckt. Wenn Sie das nicht schaffen, ist das nicht schlimm, Sie können die Arme auch einfach hängen lassen oder sich zur Stabilisierung an den Unterschenkeln festhalten. Sie merken aber deutlich, wie Ihr Rücken und Ihre hinteren Beinpartien gestreckt werden und sich dabei dehnen. Bleiben Sie 30 Sekunden in dieser Haltung, dann richten Sie sich langsam wieder auf.

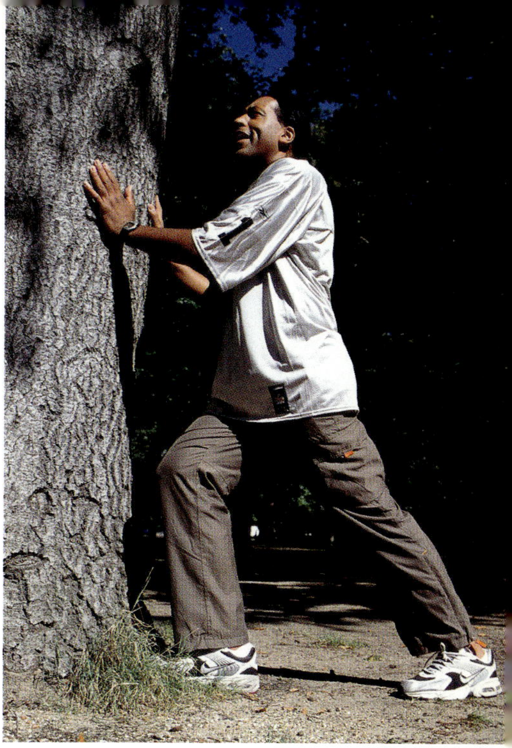

Waden-Stretch

Das haben Sie sicher schon mal im Park oder Wald gesehen: Menschen im Sportdress, die vorgebeugt im Ausfallschritt versuchen, einen Baum wegzuschieben. In Wirklichkeit dehnen sie die Waden, und so geht's: Stellen Sie sich vor einen Baum oder eine Mauer und stützen sich mit beiden Händen ab. Dann stellen Sie ein Bein nach hinten und beugen das andere Bein ein wenig, das hintere Bein bleibt gestreckt. Beide Fußsohlen stehen fest auf dem Boden. Sie spüren die Dehnung deutlich in der Wade des hinteren Beins. 30 Sekunden halten, dann die Seiten wechseln.

Wenn Sie keine Möglichkeiten haben, sich abzustützen, machen Sie einfach einen größeren Ausfallschritt und beugen das vordere Bein so tief, bis Sie die Dehnung im hinteren Bein spüren.

Vorderer Oberschenkel-Stretch

Sie stehen aufrecht und winkeln das linke Bein nach hinten an. Nun umfassen Sie mit der linken Hand den linken Fuß und ziehen ihn zum Gesäß. Der Körper bleibt aufrecht, wenn Sie mögen, können Sie sich mit der anderen Hand an einer Wand abstützen. Fühlen Sie, wie sich die Oberschenkelmuskeln dehnen. Nach 30 Sekunden wechseln Sie die Seiten.

Tipp: Achten Sie darauf, dass das angewinkelte Bein in einer Linie bleibt und nicht nach außen ausweicht.

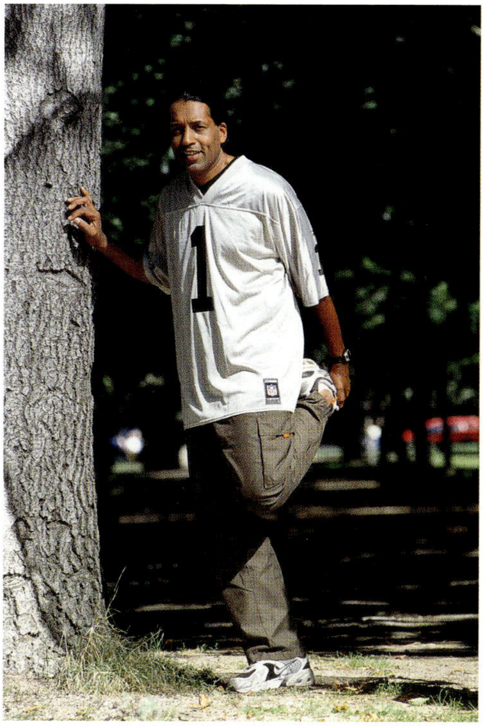

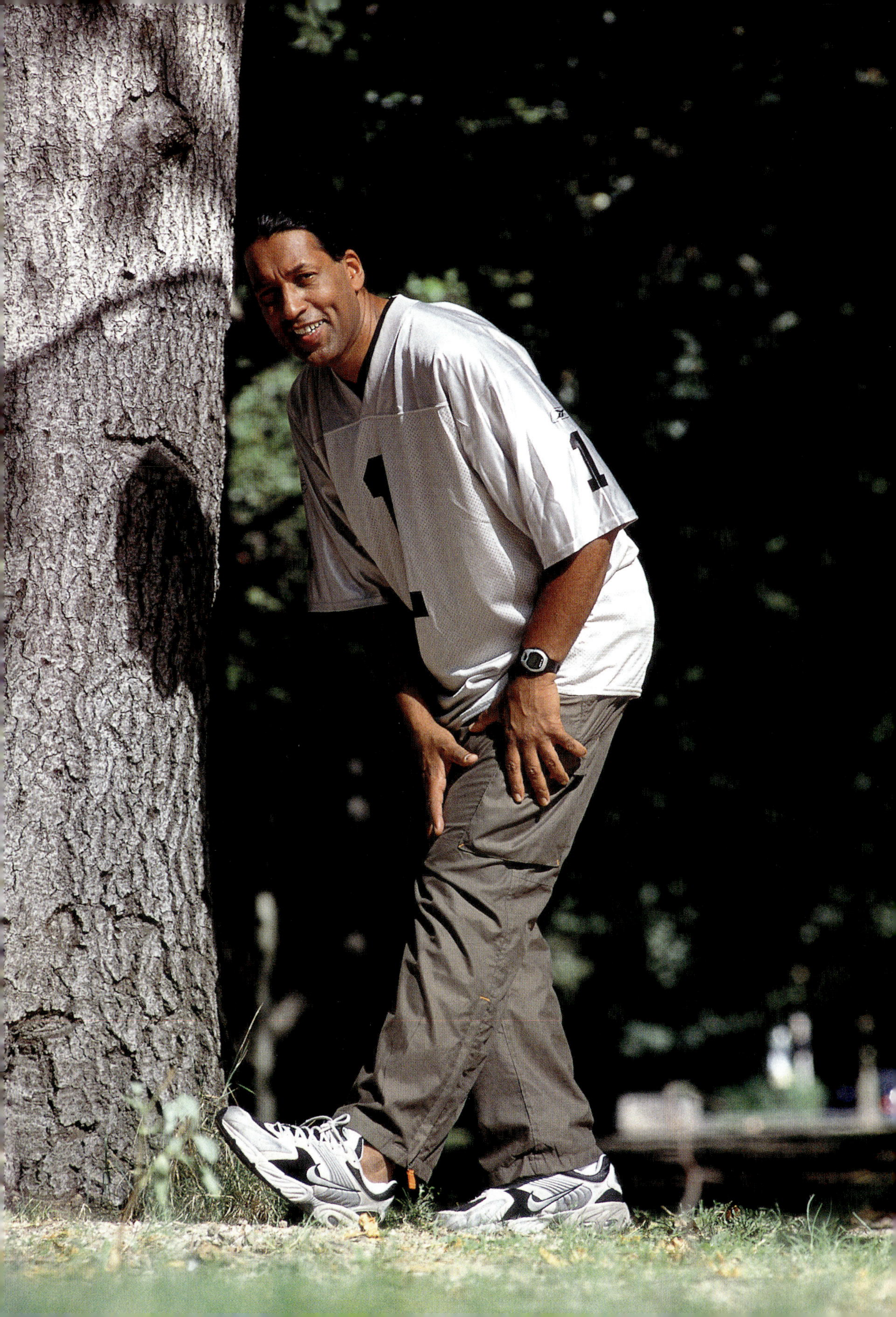

Hinterer Oberschenkel-Stretch

Stellen Sie sich hin und gehen Sie mit einem Bein einen Schritt nach vorne. Beugen Sie das Standbein, strecken Sie das vordere Bein und stellen es auf die Ferse. Die Hände liegen auf dem Oberschenkel des vorgestreckten Beines. Nun beugen Sie sich mit gestrecktem Rücken nach vorne und schieben dabei das Becken langsam nach hinten, bis Sie die Dehnung in der hinteren Oberschenkelmuskulatur spüren. Halten Sie die Dehnung 30 Sekunden und richten sich dann wieder auf. Danach wechseln Sie zur anderen Seite.

Machen Sie jede Übung zweimal, und halten Sie die Dehnung jeweils 20 bis 30 Sekunden. Denken Sie auch hier daran, immer ruhig zu atmen.

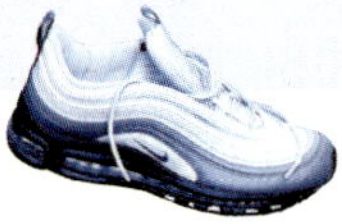

Weitere Dehnübungen

Wenn Sie das Dehnen als eigene kleine Trainingseinheit absolvieren möchten, sind diese klassischen statischen Übungen auf Dauer ein wenig langweilig. Im Folgenden beschreibe ich ein paar Übungen, die dafür besser geeignet sind. Sie dehnen, machen beweglich und stärken außerdem die Muskeln. Die meisten sind klassische Yoga-Übungen oder Varianten davon. Ich persönlich mache nach dem Muskeltraining einige dieser Übungen. Sogar an Tagen, an denen vor lauter Terminen sonst nichts geht, mache ich ein- oder zweimal Katze, Krokodil I, Hund, Tisch, Dreieck, Schildkröte und Heuschrecke. Danach bin ich wesentlich ausgeglichener und gerate nicht mehr so leicht in Stress.

Seitliche Brust- und Arm-Dehnung

Sie sitzen oder stehen aufrecht, die Füße schulterbreit auseinander. Strecken Sie Ihren rechten Arm kerzengerade nach oben und winkeln Sie den Unterarm an, so dass die Hand möglichst das rechte Schulterblatt berührt. Nun greifen Sie mit Ihrer Linken nach dem gebeugten Ellenbogen und ziehen ihn etwas nach links, bis die Achsel weit gedehnt ist. Atmen Sie genau dort hinein. – Ich weiß, das klingt merkwürdig, aber probieren Sie es aus. Es kommt der Moment, da verstehen Sie, was ich meine. Halten Sie diese Stellung für drei Sekunden und wechseln Sie dann die Seite.

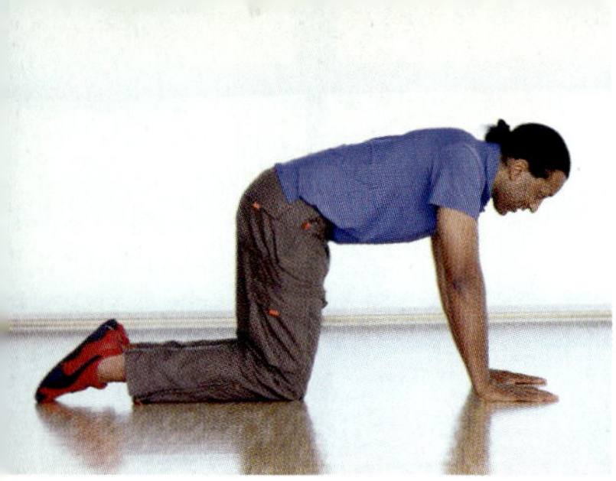
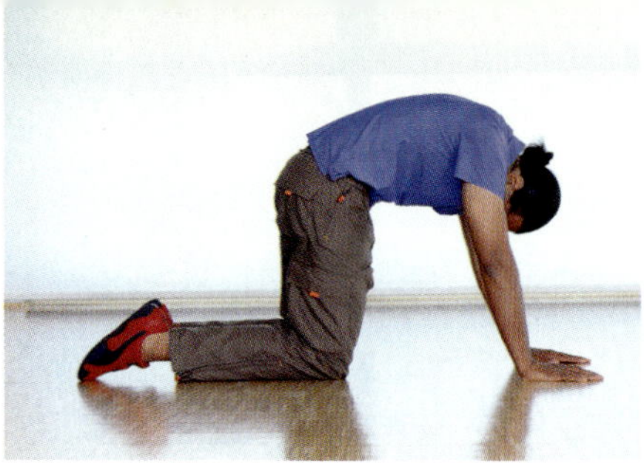
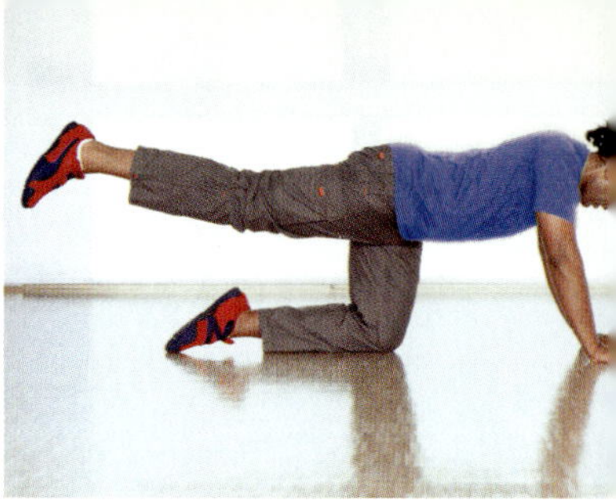

Katze: Rücken und Brust

Sie befinden sich im Vierfüßlerstand auf dem Boden, sind also auf Arme und Knie gestützt. Nun drücken Sie die Rückenwirbel langsam nach oben, bis Sie einen Buckel machen wie eine Katze, der Kopf ist gesenkt. Spannen Sie alle Rückenmuskeln dabei an. Nun senken Sie den Rücken und gehen leicht ins Hohlkreuz, dabei heben Sie den Kopf nach oben wie eine stolze Katze. Halten Sie diese Stellung drei Sekunden lang. Nun senken Sie den Kopf, sodass er sich in einer Linie mit dem Rücken befindet, und heben das rechte Bein nach hinten an. Ein paar Sekunden halten, dann das Bein absetzen und das andere Bein ausstrecken. Nach ein paar Sekunden absetzen und die Übung beenden.

Krokodil I: Kreuz und unterer Rücken

Legen Sie sich in Rückenlage auf den Boden und winkeln Sie das rechte Knie an. Legen Sie es über das linke (ausgestreckte) Bein und ziehen es so weit wie möglich an. Beide Arme liegen ausgebreitet neben dem Körper. Wenn es Ihnen angenehmer ist, können Sie einen Arm auch anwinkeln. Nun drehen Sie den Brustkorb nach rechts, das Becken und die Hände bleiben am Boden. Atmen Sie ruhig und tief in den Bauch hinein. Halten Sie die Stellung 20 Sekunden, danach kurze Entspannung und Seitenwechsel.

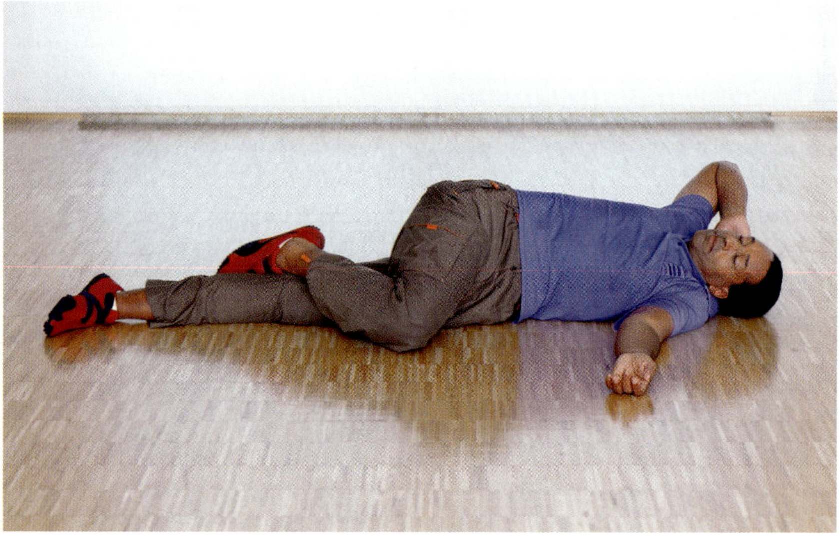

Krokodil II: Schultern und seitlicher Rumpf

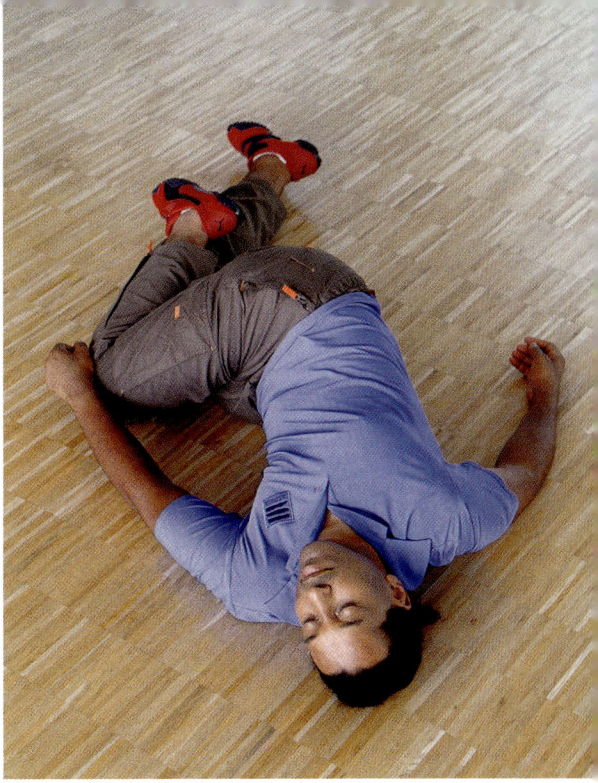

Sie liegen auf dem Rücken, die Arme sind weit ausgebreitet. Sie liegen da wie ein gigantisches T. Die Handflächen zeigen gegen den Boden. Winkeln Sie das linke Bein an und stellen den Fuß auf dem rechten Knie ab. Nun beugen Sie das linke Bein langsam nach rechts, bis das Knie den Boden berührt. Achten Sie darauf, dass die Schulterblätter am Boden bleiben. An der tiefsten Stelle, die Sie erreichen, verharren Sie einen Augenblick, dann richten Sie das Knie langsam wieder auf und wechseln zur anderen Seite.

Beim Absenken des Knies atmen Sie aus, beim Aufrichten atmen Sie ein. Bei dieser Übung wird die Brust sowie der Rumpf sehr stark gedehnt. Zwingen Sie sich zu nichts – senken Sie das Knie ab, so weit es geht, ohne dass es schmerzt. Machen Sie nichts mit Gewalt.

Hund: Rücken und hintere Beinmuskeln

Sie knien auf allen vieren, die Füße sind angezogen, sodass die Zehen den Boden berühren. Nun verlagern Sie das Gewicht auf die Handflächen und Füße und drücken das Becken nach oben, bis Sie ein Dreieck bilden. Die Handflächen und die Fußflächen sollten möglichst komplett auf dem Boden, Beine und Arme möglichst durchgedrückt sein. Nun schieben Sie Ihren Oberkörper so weit wie möglich nach hinten. Strecken Sie Ihren Rücken, und damit auch die Oberschenkel.

Dann heben Sie die Ferse an, stehen kurz auf Ihren Zehen und lassen sich langsam wieder auf die Fußflächen sinken. Wiederholen Sie das einige Male und strecken Sie damit Ihre rückwärtigen Beinmuskeln sowie Rücken und Arme. Der Hund hat eine magische Wirkung. Diese jahrtausendealte Yoga-Stellung ist ein »Turbolader« für unseren inneren Energiefluss.

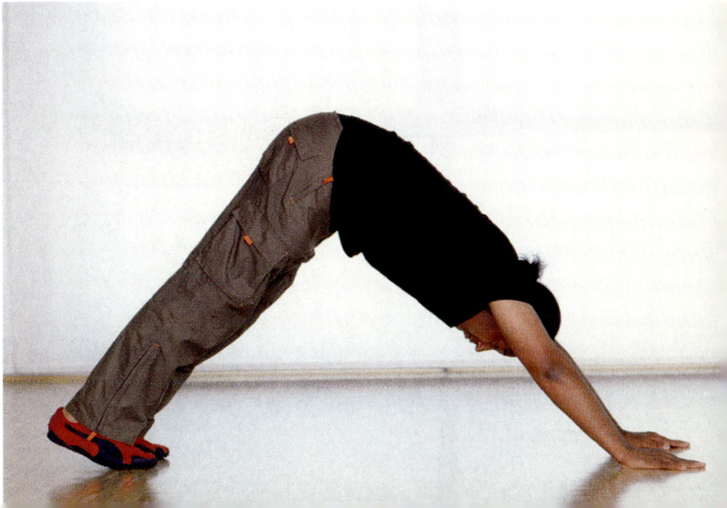

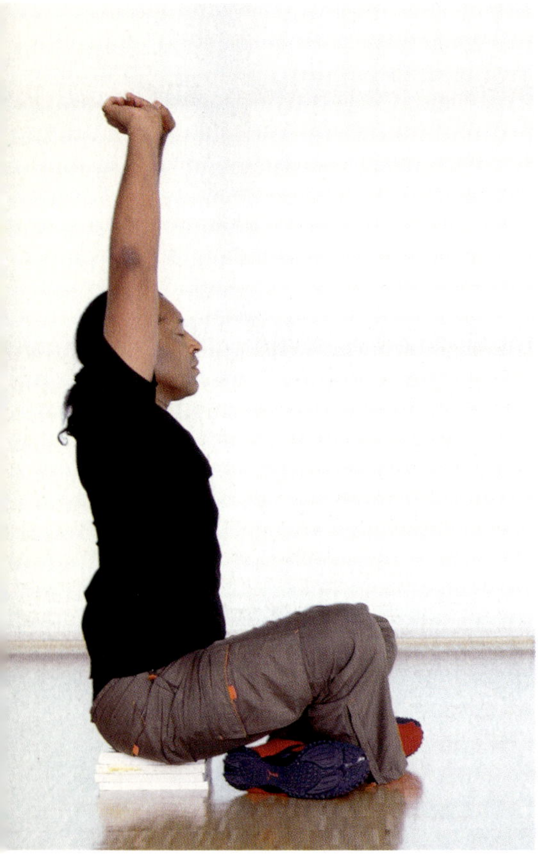

Berg: Rücken

Setzen Sie sich in den Schneidersitz. Anfänger dürfen auch auf einem gefalteten Handtuch Platz nehmen. Richten Sie den Oberkörper gerade auf, als ob Sie von einer Schnur nach oben gezogen würden. Strecken Sie beide Arme nach oben und versuchen Sie, immer größer zu werden, immer und immer größer. Spüren Sie, wie sich im Rücken alles löst, wie die Schulter- und Rückenmuskeln gedehnt werden. An der höchsten Stelle halten Sie drei Sekunden ein und atmen tief durch. Dann lösen Sie die Spannung langsam wieder.

Tisch: Bauch und Oberschenkel

Sie sitzen auf dem Boden, die Beine sind etwas angewinkelt, die Füße stehen fest auf dem Boden. Stützen Sie Ihre Arme 30 bis 40 Zentimeter hinter dem Gesäß links und rechts ab. Nun spannen Sie Ihre Bauch- und Oberschenkelmuskeln an und heben langsam das Becken. Heben Sie es so hoch, bis Beine und Oberkörper eine waagerechte Fläche bilden. Atmen Sie ruhig und tief in Ihren Bauch und Ihre Oberschenkel. Nach 10 bis 15 Sekunden senken Sie das Becken langsam wieder ab.

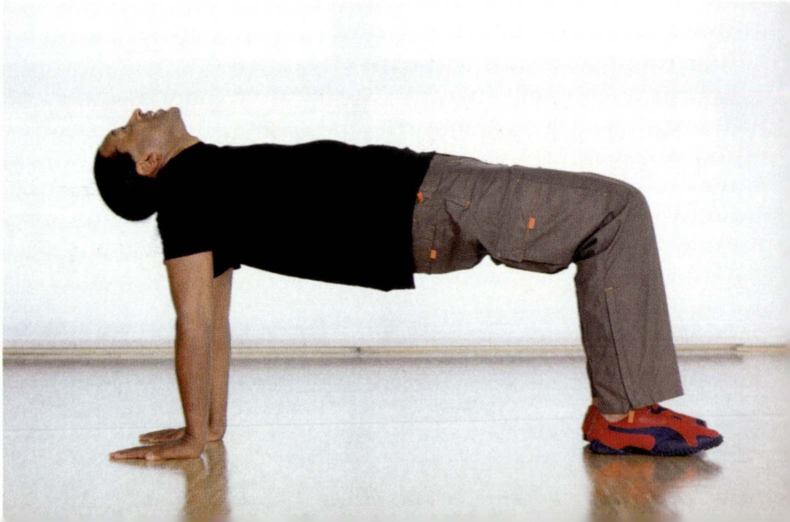

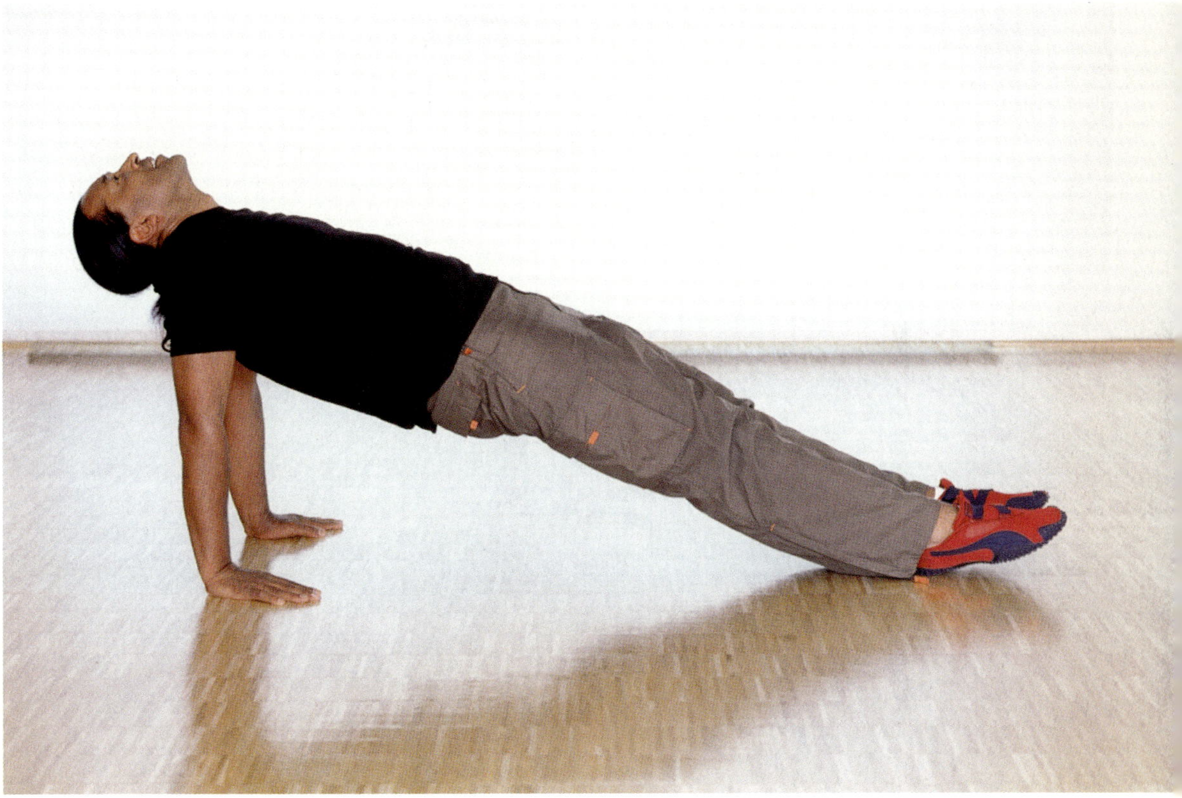

Brett: Bauch und Oberschenkel

Die gleiche Übung kann man auch mit gestreckten Beinen machen: Sie sitzen mit ausgestreckten Beinen auf dem Boden, stützen die Hände hinter dem Gesäß ab und heben dann langsam den Rumpf an. Bauch und Becken sind angespannt, und Sie heben den Rumpf so hoch, bis der gesamte Körper von den Schultern bis zu den Füßen eine Gerade bildet. Das Gewicht ruht auf den Fersen und den Handflächen. Atmen sie ruhig, halten Sie die Spannung für 30 Sekunden, dann legen Sie den Körper wieder ab.

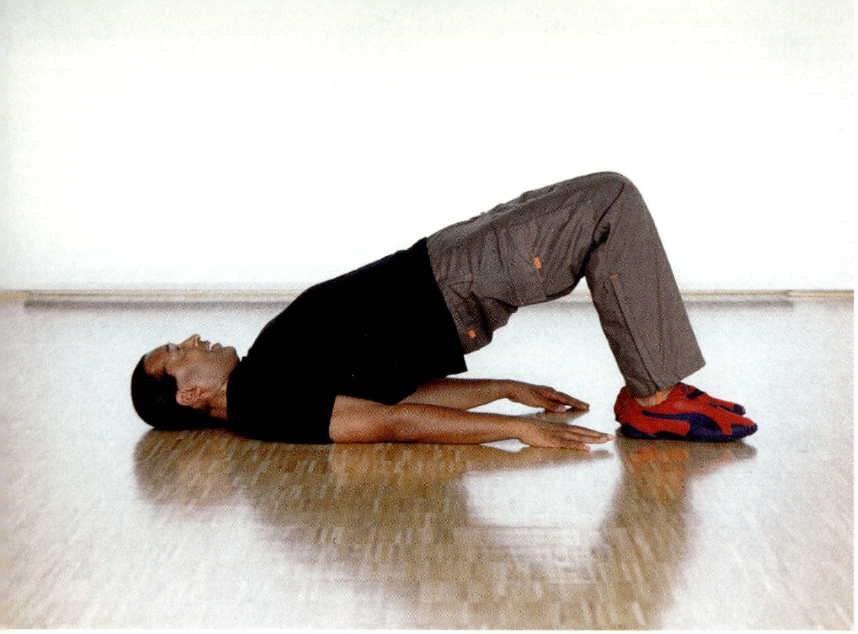

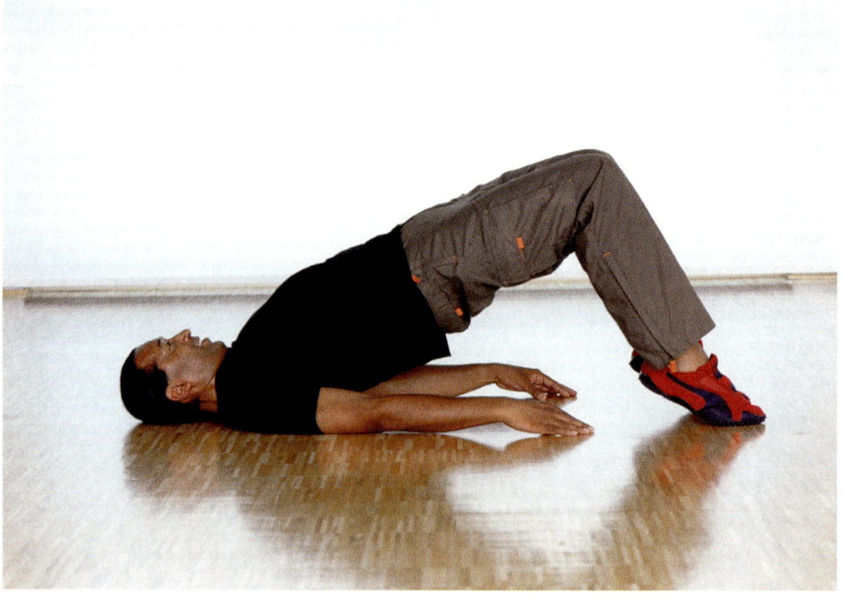

Brücke: Bauch und Oberschenkel

Sie liegen auf dem Rücken, die Arme liegen neben dem Körper. Nun stellen Sie die Knie in einem rechten Winkel auf und heben das Becken langsam an. Schieben Sie das Becken immer weiter nach oben, bis es nicht mehr weiter geht, dann heben Sie auch noch die Fersen an.

Wenn Ihnen das zu einfach ist, können Sie folgende Variante ausprobieren: Die Ausgangsposition ist die gleiche, doch nun legen Sie ein angewinkeltes Bein auf das andere, das aufgestellt ist. Dann drücken Sie das Becken langsam nach oben.

Halten Sie die Spannung jeweils 30 Sekunden.

Dreieck: Schultern und seitlicher Rumpf

Sie stehen mit gestreckten Beinen aufrecht, die Füße etwa ein Meter auseinander. Drehen Sie nun den linken Fuß nach links, der rechte Fuß zeigt nach vorne, sodass die Füße ein L bilden. Strecken Sie den rechten Arm nach oben, der linke Arm liegt am Körper. Nun beugen Sie den gestreckten Oberkörper zur linken Seite, dabei lassen Sie die Hand am Bein nach unten gleiten, so weit es Ihnen möglich ist. Achten Sie darauf, dass Sie sich nicht nach vorne beugen. Wenn Sie Ihre Endposition erreicht haben, atmen Sie tief durch und genießen die Dehnung. Danach richten Sie sich wieder auf und machen die Übung zur anderen Seite.

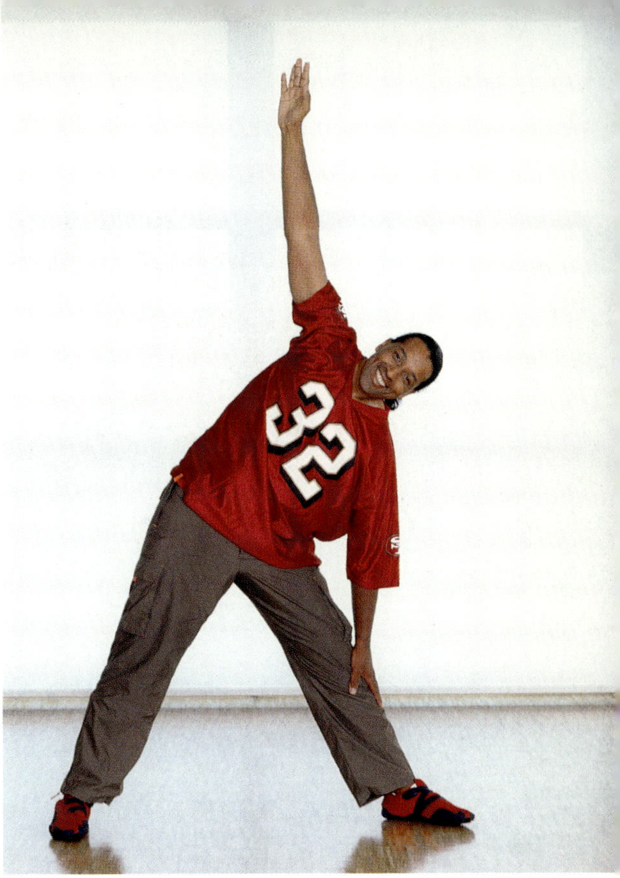

Heuschrecke: Leisten und Brustraum

Sie legen sich auf den Bauch, Beine und Füße sind gestreckt, die Arme zeigen nach vorne. Heben Sie nun ein Bein und strecken Sie es so gut Sie können. Die Hüfte sollte aber parallel zum Boden bleiben. Der Rest des Körpers sollte entspannt sein. Atmen Sie fünfmal tief ein und aus, dann senken Sie das Bein wieder ab und wechseln zum anderen.

Im nächsten Schritt heben Sie gleichzeitig beide Beine, beide Arme und den Kopf. Bei jedem Einatmen sollten Sie versuchen, den Kopf und damit die Brust ein Stückchen mehr zu heben. Wenn Sie die Endposition erreicht haben, halten Sie diese kurz und legen dann Arme und Beine wieder ab.

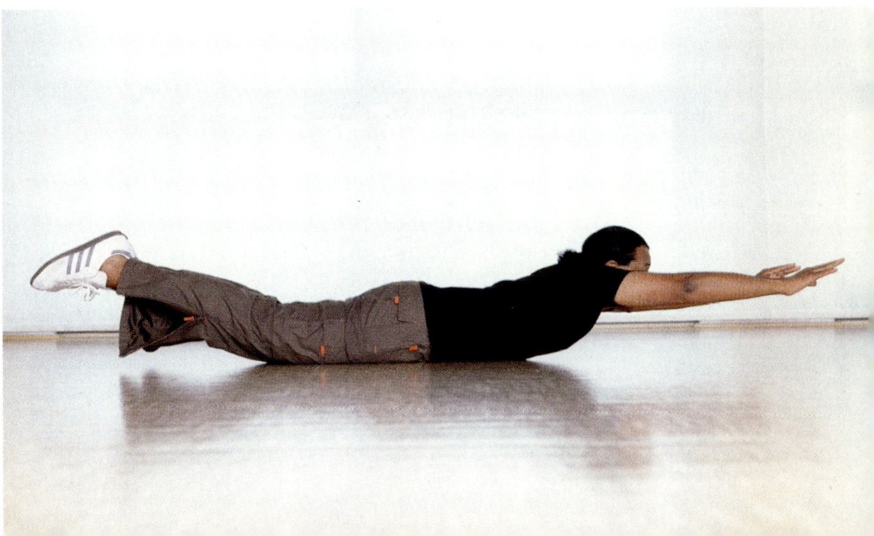

Stehende Vorwärtsbeuge: Rücken

Sie stehen aufrecht, die Füßen schulterbreit auseinander. Gehen Sie in die Hocke, machen den Rücken krumm und stützen sich mit den Händen auf dem Boden vor Ihnen ab. Nun drücken Sie ganz langsam die Knie durch, die Hände bleiben am Boden. Versuchen Sie, die Knie so weit wie möglich durchzudrücken und die Hände am Boden zu lassen. Wenn es nicht mehr weiter geht, halten Sie die Dehnung drei Sekunden und gehen dann wieder in die Hocke. Vergessen Sie nicht, tief und regelmäßig zu atmen.

Embryo: Rücken

Setzen Sie sich auf die Fersen, die Arme legen Sie vor sich ab, die Unterarme berühren den Boden. Beugen Sie sich nach vorne, bis die Stirn fast den Boden berührt. Schultern und Arme sind entspannt. Machen Sie den Rücken lang und verharren Sie in der Haltung.

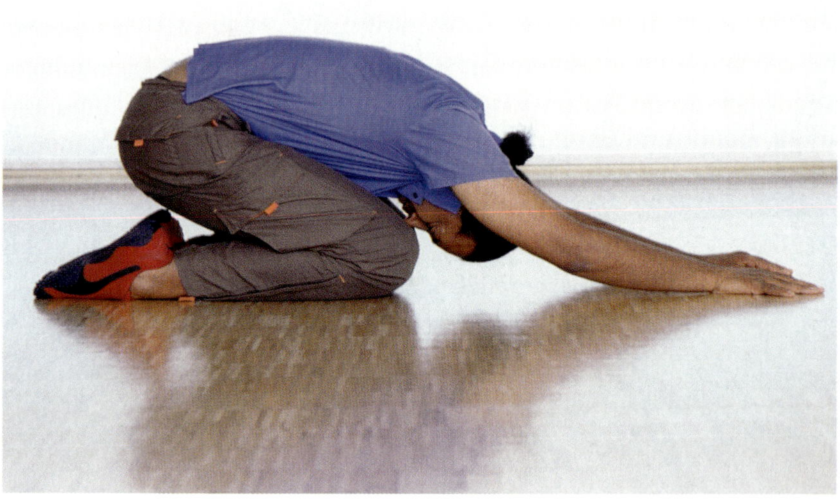

Schildkröte: Rücken und Rückseite der Beine

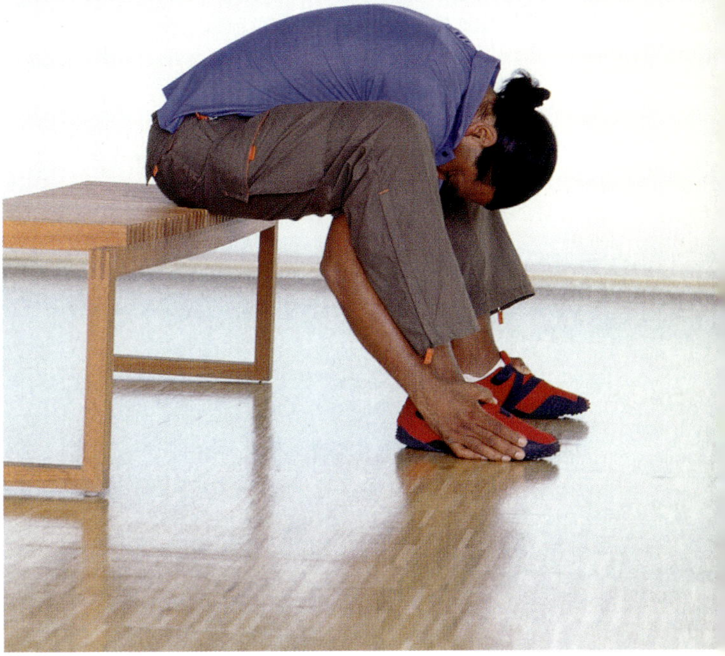

Sie sitzen mit leicht gespreizten Beinen auf einem Stuhl. Der Rücken ist gerade. Nun beugen Sie Ihren Oberkörper zwischen den Knien nach vorne, so weit es geht. Die Arme greifen unter den Knien durch und umfassen die Füße von außen. Verweilen Sie einige Atemzüge, dann richten Sie sich wieder auf.

Kobra: Rücken

Sie liegen auf dem Bauch, die Hände seitlich vom Körper. Nun stützen Sie sich auf und biegen den Rücken nach hinten, wobei der Bauch auf dem Boden bleibt. Trotzdem richtet sich der Oberkörper auf. Verharren Sie ca. 30 Sekunden in dieser Stellung.

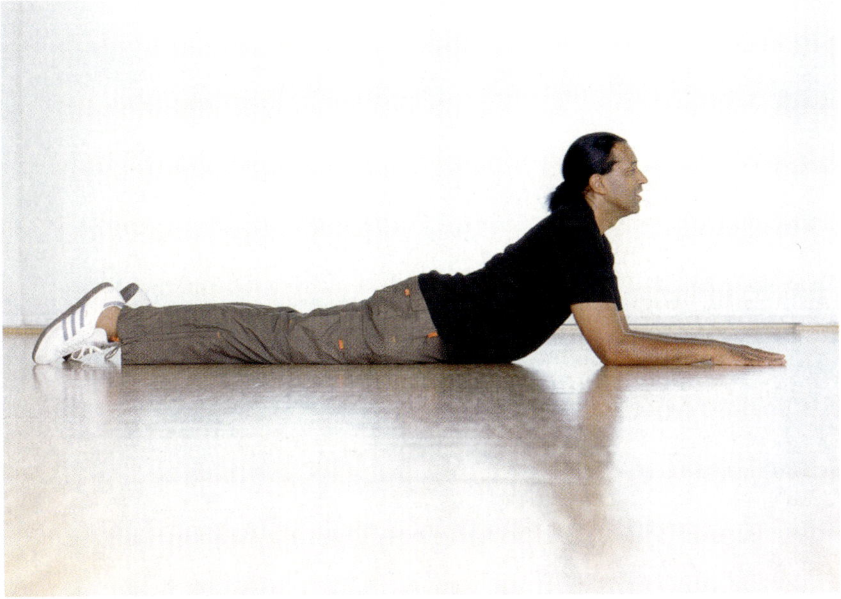

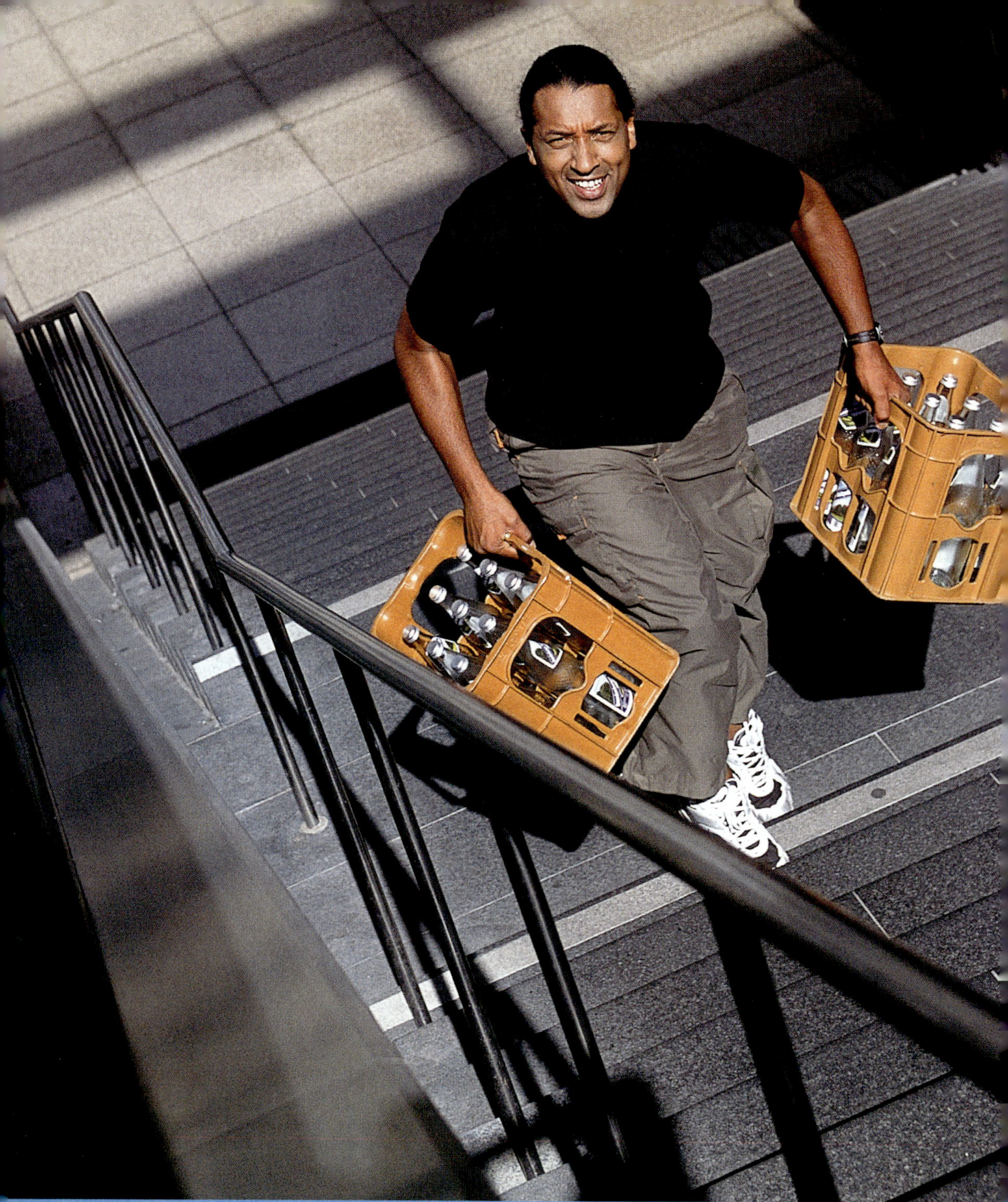

Training mit Widerständen – sag Hallo zu deinen Muskeln

Durch das Laufen werden Sie sich fitter und wohler fühlen. Doch zum knackig Abnehmen gehört noch mehr. Wenn Sie Ihren Fettpolstern endgültig an den Kragen wollen, sollten Sie zusätzlich Muskeln aufbauen, denn mehr Muskeln verbrauchen mehr Energie – also auch mehr Fett. Außerdem wird der gesamte Körper straffer, wenn die Fettdepots langsam, aber sicher verschwinden, weil sie den Muskeln weichen müssen.

Der Klitschko-Effekt

Bei einer Party stand ich mit meinem lieben Kollegen Thomas Koschwitz zusammen. Da wir beide einen sehr geringen Brad-Pitt-Faktor haben, nagten wir bescheiden an einzelnen, dezent geölten Salatblättern. Wir tratschten und beobachteten die Klitschko-Brüder neidisch dabei, wie sie zum Buffet gingen und sich die Teller voll schaufelten. Mit jedem Buffet-Gang der Klitschkos wurden unsere Gesichter länger und unsere Augen größer. Als Vladimir das sechste Mal (!) nachlegte, hielt ich es nicht mehr aus und ging zu ihm. Irgendwo zwischen Steaks, Nudeln und Nachspeise stellte ich ihn zur Rede und fragte ihn: »Sag mal, ich kann's nicht mehr mit ansehen, frisst du eigentlich nur? Und wo lässt du den ganzen Kram?« Der große, athletisch gebaute Boxer drehte sich um und lächelte freundlich: »Weißt du Cherno, ich trainiere acht Stunden pro Tag, das ist ein harter Job, und so verbrauche ich 10 000 Kalorien am Tag. Die müssen doch irgendwie wieder rein.« »10 000 Kalorien!?«, fragte ich entsetzt. »Das ist mehr, als ich in der ganzen Woche esse!« Frustriert ging ich zu Koschwitz zurück, erzählte ihm davon, und wir beide nagten weiter am Salat.

Aber weil ich ein schlauer Kerl bin, habe ich aus diesem Klitschko-Spruch etwas gelernt: Je mehr Muskeln wir haben, desto höher ist der Umsatz unseres Stoffwechsels. Trainieren wir hart, und ich meine richtig hart, dann kann der Stoffwechsel fünfmal so hoch sein wie normal. Und mit dem Ende des Trainings ist nicht das Ende des erhöhten Energieverbrauchs erreicht: Auch Stunden nach dem Workout ist der Stoffwechsel noch wesentlich aktiver. Muskeln brauchen Energie, und zwar immer.

Wer also wirklich viel Energie – Fett – verbrennen will, der muss Ausdauer- mit Krafttraining kombinieren. Denn das Krafttraining sorgt für Muskeln, und die aktivieren unseren Stoffwechsel. Wir Normalos sollten dann zwar trotzdem keine Klitschko-Portionen verspeisen, müssen aber auch nicht fasten, um schlank zu bleiben.

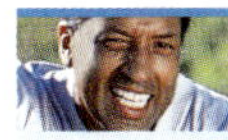

Wer wie ich gerne auch mal etwas mehr isst und es einfach nicht lassen kann, der muss einfach den Energieverbrauch erhöhen, um nicht aus dem Leim zu gehen. Mit Gewichten geht das am schnellsten.

Auch wenn es paradox klingt: Wer viele Muskeln hat, ist oft schlanker als ein schlaffer Hungerhaken.

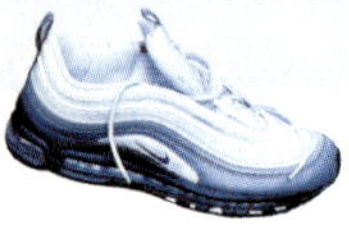

Weniger ist mehr

Isoliert man einzelne Bewegungen und stimuliert die Muskeln mit einem Widerstand (Gewicht), dann kommt auf einmal wieder Leben in die Bude. Dabei geht es nicht darum, den Arnold-Faktor in uns allen zu erhöhen, sondern wir wollen lediglich unsere Karosserie und das Fahrwerk ein wenig aufmotzen und tunen. Mit isolierten Übungen geht das sehr einfach und gut, diese Art des Trainings ist außerdem hoteltauglich. Alles kann als Gewicht dienen, von Büchern und Flaschen über Laptops bis hin zu Kurzhanteln. Das Gewicht sollte anfangs nicht zu hoch sein. Falls Sie 68er-Lehrer hatten oder aus einem anderen Grund ein Problem mit Hanteln haben, macht das nichts, auch das Eigengewicht des Körpers kann nützen.

Wer sehr viel läuft, entwickelt mit der Zeit eine ungleichmäßige Muskulatur. Läufer haben typischerweise eine stärkere hintere Beinmuskulatur, die vordere Muskulatur ist eher schwächer. Das kann zu Knieverletzungen führen. Auch darum ist es wichtig, neben dem Ausdauertraining die Muskeln zu trainieren.

Nach der amerikanischen Gesundheitsbehörde ist Krafttraining zudem die beste Prävention gegen Osteoporose. In Kalifornien erzählt jeder Fitnessjünger die gleiche Geschichte: Im Zuge einer Studie wurden in Altersheimen 90-Jährige mit Hanteln traktiert, mit dem erstaunlichen Ergebnis, dass die alten Herrschaften nach einiger Trainingszeit ihre Rollstühle verließen und wieder begannen herumzulaufen. Als der Test zu Ende war und manche mit dem Training nicht weitermachten, fuhren sie bald wieder im Rollstuhl.

Das Ziel im Auge behalten

Bei vielen Älteren, also den meisten über 30, haben Fitness und Krafttraining oft einen Naja-Beigeschmack. Geben Sie nichts drauf, denn es funktioniert so gut, dass es einfach nicht falsch sein kann. Außerdem geben die Jüngeren, die nicht von 68er-Lehrern erzogen wurden, sowieso nix mehr drauf. Lernen Sie von ihnen: Schauen Sie in den Spiegel, und fragen Sie sich nicht, ob Sie okay sind, sondern ob Sie alles sind, was Sie sein könnten. Denn es geht nicht darum, wo und wie wir starten, sondern wo und wie wir ankommen. Setzen Sie sich am besten Regeln: Machen Sie dreimal die Woche 30 Minuten oder jeden Tag in der Woche 15 Minuten lang ein paar Übungen. Am Wochenende können Sie aussetzen.

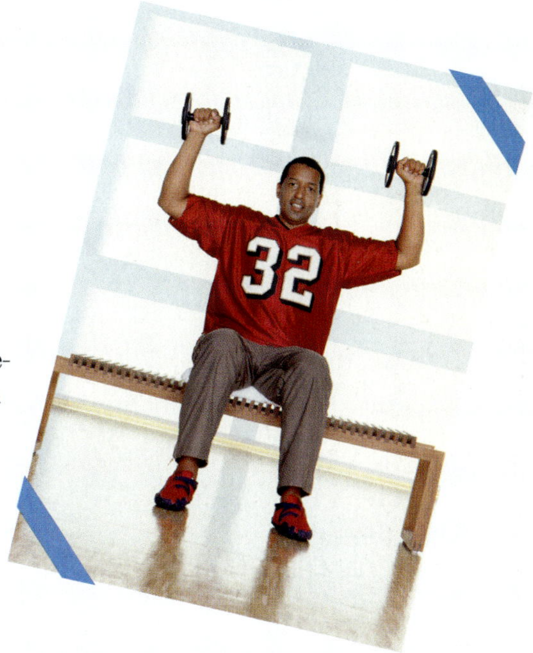

Chernos Greatest Muskel-Hits

Es gibt jede Menge Muskelübungen, die in Büchern beschrieben werden und auch in Fitness-Studios zum Programm gehören. Diese Übungen sind erprobt und funktionieren. Daraus habe ich hier ein Grundprogramm zusammengestellt, mit dem Sie auch als Einsteiger gut klarkommen. Die Übungen sind meine persönlichen Favoriten, Sie brauchen dafür nur ein paar Kurzhanteln (oder Flaschen, Bücher ...).

Hinweise zu den Übungen

- Vor dem Training wärmen Sie sich ein paar Minuten auf, indem Sie auf der Stelle hüpfen oder laufen, Sie können auch seilspringen oder ein paar Kniebeugen machen.
- Beginnen Sie mit zwei Sätzen pro Übung. Ein Satz sollte aus acht bis zwölf Wiederholungen der Übung bestehen.
- Wenn Sie locker mehr als 15 Wiederholungen schaffen, dann sollten Sie das Gewicht um fünf bis zehn Prozent erhöhen.
- Sie können auch auf drei oder vier Sätze erhöhen. Dann sollten Sie jedoch maximal zwölf Wiederholungen pro Satz machen.
- Zwischen den einzelnen Sätzen legen Sie eine Pause von 30 bis 60 Sekunden ein.
- Machen Sie immer langsame, kontrollierte Bewegungen: Drei Sekunden dauert die Bewegung in die positive oder hebende Richtung, fünf Sekunden in die negative oder senkende Richtung.
- Achten Sie darauf, dass der Rücken stabil bleibt. Dazu aktivieren Sie die Bauchmuskeln und spannen den Hintern an.
- Vergessen Sie bei aller Anstrengung das Atmen nicht. Grundregel: Beim Anspannen der Muskeln ausatmen, beim Entlasten einatmen.
- Für all die Kraftübungen gibt es auch englische Bezeichnungen, die vor allem in den Fitness-Studios gebräuchlich sind. Daher sind sie jeweils in Klammern ergänzt.

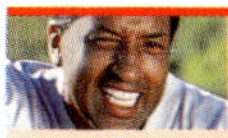

Faustregel für den Anfang: Machen Sie 2 Sätze mit jeweils 10 Wiederholungen.

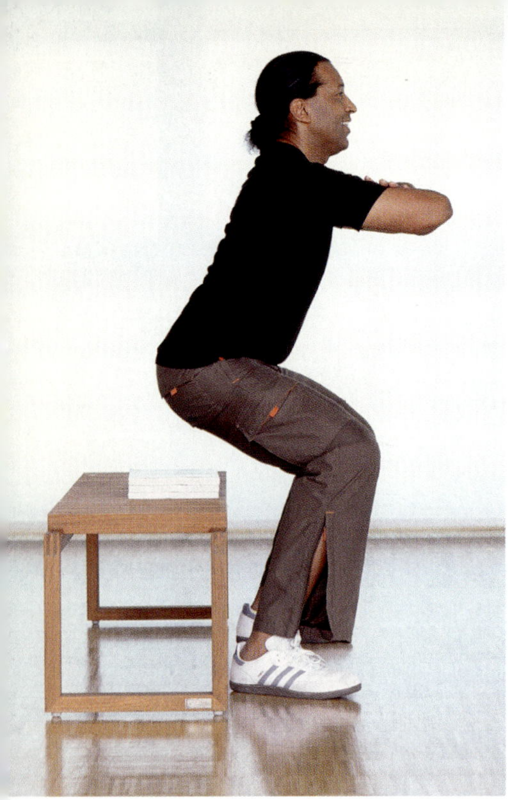

Oberschenkel und Hüfte: Profikniebeuge (Squats)

Sie stehen aufrecht vor einem Stuhl, die Füße schulterbreit geöffnet, Arme auf Schulterhöhe verschränkt (ganz so, wie die bezaubernde Jeannie). Und nun geht sie los, die Kniebeuge: Mit geradem Rücken beugen Sie die Knie, bis Ihr Allerwertester die Sitzfläche des Stuhls fast berührt. Wenn es einen Touchdown bei einer der zehn Wiederholungen gibt, dann müssen Sie noch eine Strafrunde machen. Rechtsanwälte legen gerne ein BGB auf den Stuhl, damit der Weg nicht zu weit ist. Alle anderen sollten nicht so schummeln.

Richten Sie sich wieder auf, drücken Sie die Beine aber nicht völlig durch, sondern machen Sie sofort die nächste Kniebeuge. Dabei immer gleichmäßig atmen – finden Sie Ihren Rhythmus. Beim Abstieg atmen Sie ein, beim Aufstieg atmen Sie aus.

Wade: Einbeiniger Indianertanz (Single-leg Calf Raise)

Stellen Sie sich mit dem Fußballen auf die Kante einer Schwelle oder Treppenstufe (zur Not funktioniert die Übung auch ebenerdig). Stützen Sie sich an einer Wand ab, um das Gleichgewicht zu halten, das andere Bein ist leicht angewinkelt. Der Körper ist aufrecht, die Bauchmuskeln sind angespannt. Heben Sie nun die Ferse an, so hoch Sie können, sodass Sie quasi auf den Zehenspitzen stehen, und halten Sie diese Position. Dann senken Sie die Ferse ab, bis unter die Schwelle, aber bitte nur so weit, wie es Ihre Flexibilität erlaubt – wenn es wehtut, geben Sie etwas nach. Als Steigerung können Sie dazu ein Gewicht in die Hand nehmen. Machen Sie im Wechsel pro Bein zwei Sätze.

Tipp: Anfangs können Sie die Übung auch mit beiden Beinen gleichzeitig machen.

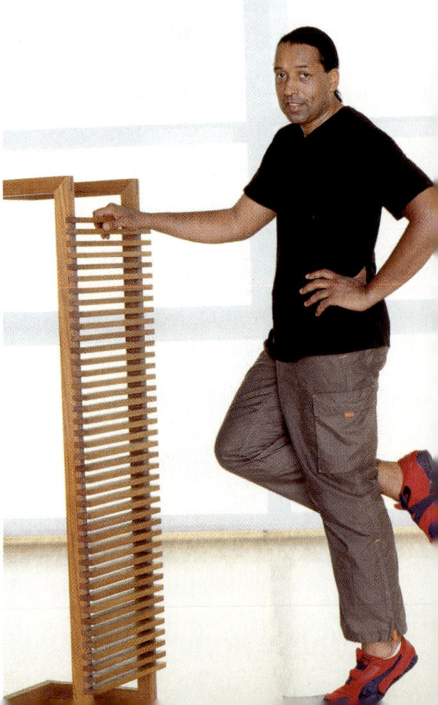

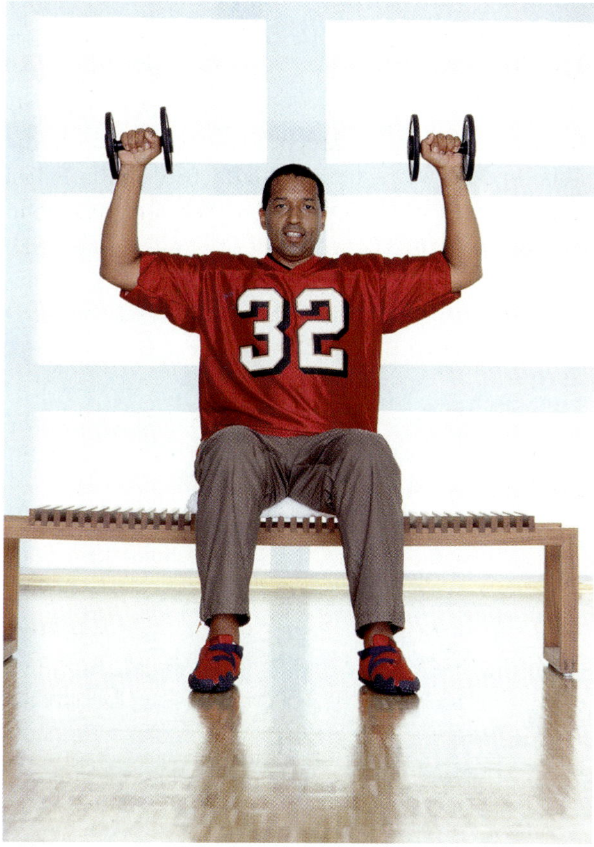

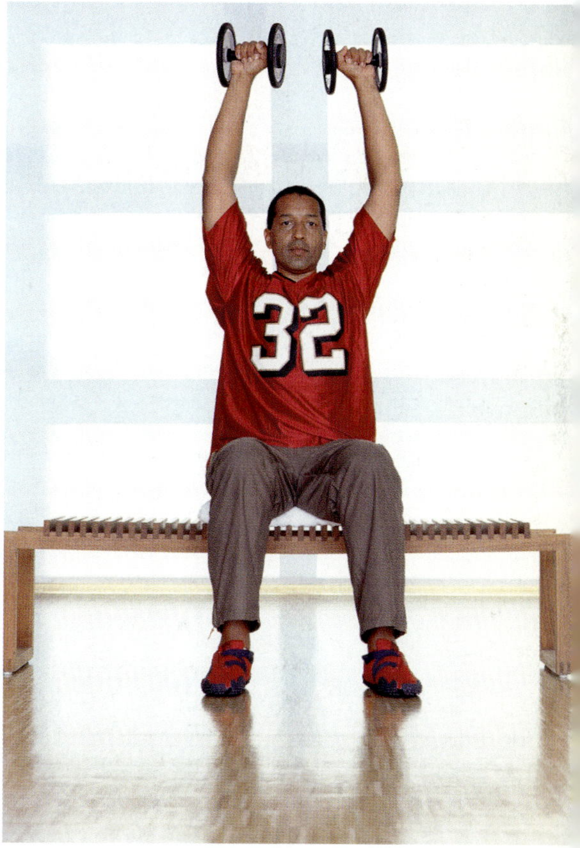

Schulter und Trizeps: Hantel-Schulter-Presse

Sie sitzen aufrecht auf einem Stuhl, in jeder Hand eine leichte (!) Kurzhantel. Heben Sie die Arme seitlich an und nehmen Sie die Unterarme im rechten Winkel nach oben, sodass die Hände sich etwas über Ohrhöhe befinden. Die Handflächen zeigen nach vorne. Spannen Sie nun die Bauchmuskeln an und los geht's: Drücken Sie die Hanteln nach oben, bis die Arme fast (!) gestreckt sind. Achten Sie darauf, dass Ihre Ellenbogen nicht oben »einrasten«. Beim Weg nach unten können Sie sich ruhig Zeit lassen, genießen Sie die Entlastung.

Tipp: Machen Sie keinen Katzenbuckel, um den Schultern Arbeit abzunehmen. Achten Sie darauf, dass die Handgelenke nicht abknicken.

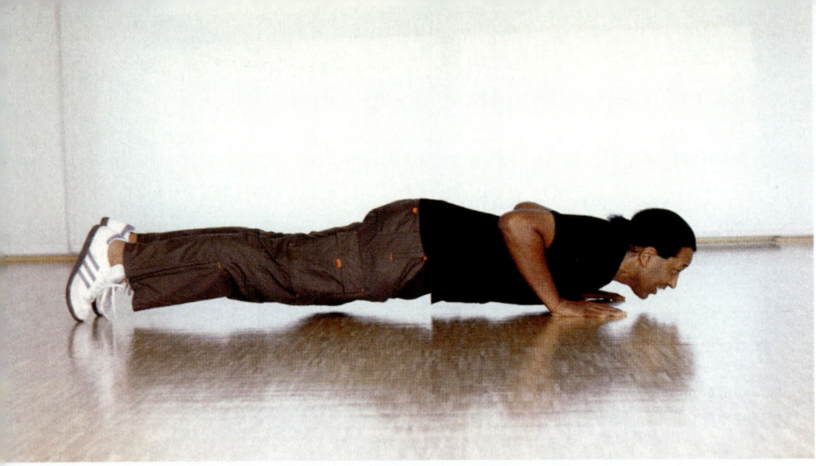

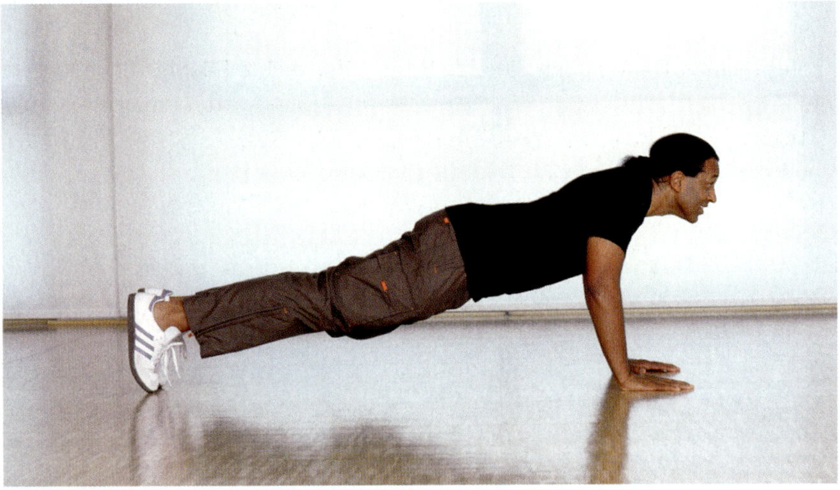

Brust, Trizeps, Schulter: der klassische Liegestütz (Push-up)

Der Liegestütz ist ein Klassiker, aber dennoch unglaublich effektiv. Schon die »leichte« Knievariante sorgt bei regelmäßigem Training für starke Arme.

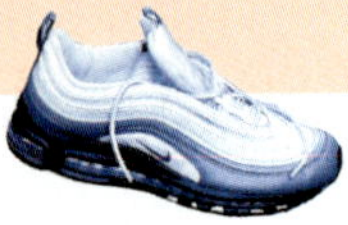

Sie liegen auf dem Bauch, legen die Hände neben der Brust auf den Boden und setzen die Füße hüftbreit auf. Rücken, Kopf und Beine bilden eine Linie, das ist wichtig und macht es erst richtig schwer. Und nun drücken Sie sich hoch. Oben die Ellenbogen nicht einrasten lassen, sondern gleich wieder runtergehen.

Machen Sie dabei keinen Buckel und verfallen Sie nicht ins Hohlkreuz, der Körper muss eine gerade Linie bilden.

Wem das zu schwer ist (also den meisten von uns), der stützt sich auf den Knien ab: Hinknien, die Unterschenkel anheben und die Waden kreuzen. Dann wie gehabt mit geradem Rücken die Arme beugen und strecken. Wird's am Knie unangenehm, legen Sie ein Handtuch drunter.

Finden Sie das alles zu albern und nicht hart genug, waren Sie entweder bei der Bundeswehr oder sind Oberfranke. Legen Sie dann bei der gestreckten Version einen Fuß über den anderen. Immer noch zu wenig? Dann setzen Sie die Arme weiter außen auf. Immer noch zu wenig? Dann hilft nur noch die mexikanische Macho-Variante: Die Füße auf einen Stuhl und dann zehn Liegestütze, aber pronto. Dies sollten Sie aber nur machen, wenn Sie es wirklich können. Für alle anderen sollte zu Beginn die Knie-Variante reichen.

Arm 1: Armbeuger (Bizepscurl)

Setzen Sie sich auf die Stuhlkante, die Beine stehen etwa drei Fußlängen voneinander entfernt. Der Rücken ist gerade, Kopf, Hals und Wirbelsäule befinden sich in einer Linie. Sie beugen sich aus der Hüfte nach vorne. Die linke Hand ist zur Unterstützung auf den linken Oberschenkel gestützt.

In der rechten Hand haben Sie eine Hantel, der rechte Ellenbogen ankert an der Innenseite des rechten Oberschenkels. Der Arm ist zunächst fast gestreckt, dann heben Sie den Unterarm in aller Ruhe hoch, bis die Hantel auf der Höhe des rechten Schlüsselbeins angelangt ist, dann langsam wieder senken. Nach zehn Wiederholungen ist die andere Seite dran.

Tipp: Achten Sie darauf, dass Sie das Handgelenk nicht abknicken.

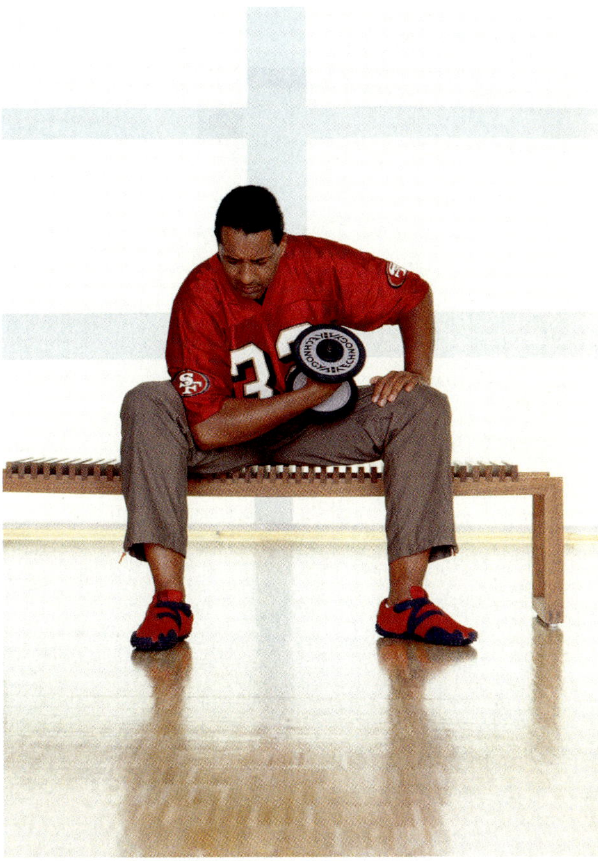

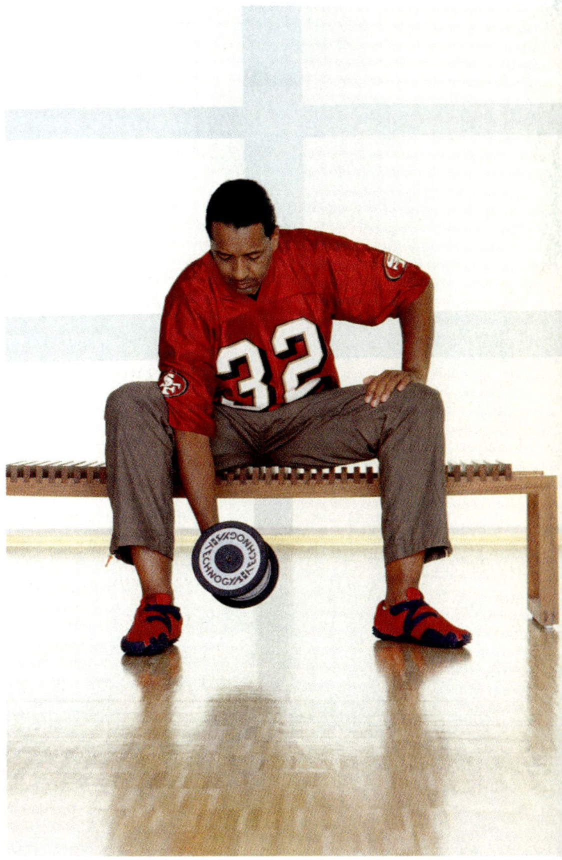

Arm 2: Armstrecker (Kickbacks)

Stellen Sie sich rechts neben eine Bank (oder einen Stuhl), um sich abzustützen. Beugen Sie sich vor, der Rücken bleibt aber gerade, die Bauchmuskeln sind angespannt. Legen Sie den linken Unterschenkel auf der Bank ab. In der rechten Hand haben Sie eine Kurzhantel.

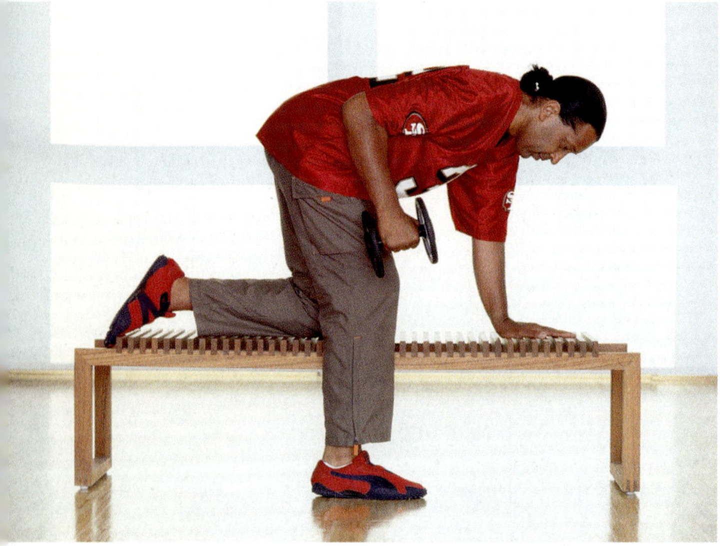

Beugen Sie den rechten Arm und heben ihn nach hinten, sodass der Oberarm parallel zum Boden ist und der Unterarm nach unten zeigt. Wichtig ist, dass der Ellenbogen immer nahe am Körper bleibt.

Nun den Unterarm, und zwar nur den Unterarm, langsam und möglichst weit nach hinten strecken. Kurz halten und langsam wieder in die Ausgangsposition zurückführen. Schultern bitte nicht bewegen, sonst ist alles für die Katz. Nach einem Satz Seitenwechsel.

Tipp: Nehmen Sie hier weniger Gewicht als beim Armbeuger.

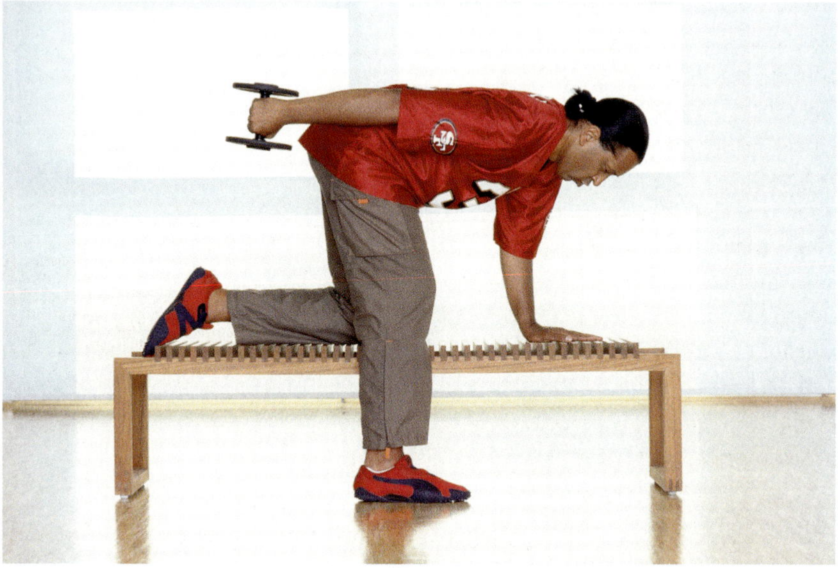

Rücken 1: Armee-Schleifer (Bade Raise)

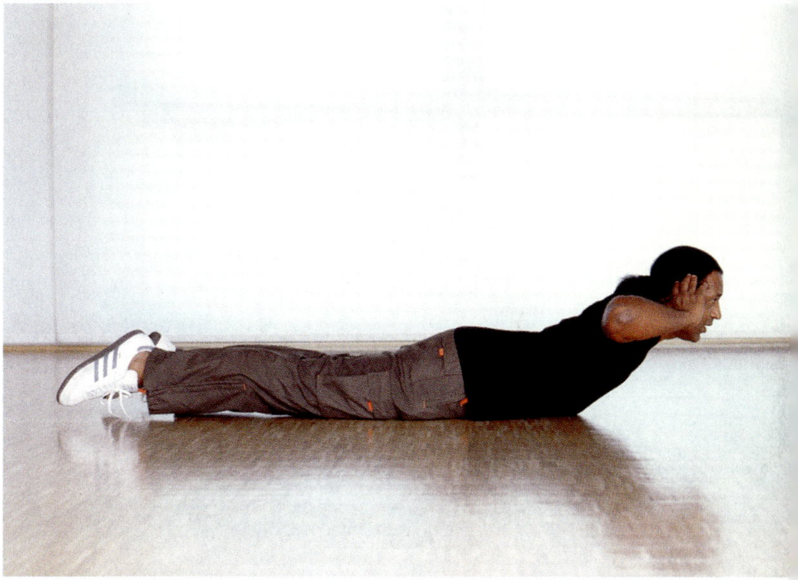

Sie liegen auf dem Bauch, Stirn gen Boden, die Hände hinter dem Kopf gefaltet. Nun versuchen Sie, etwas in der Ferne zu sehen, was aber nur geht, wenn Sie Ihren Oberkörper heben. Machen Sie es ohne Schwung, nur aus dem Rücken heraus, ganz langsam. Oben angekommen, schauen Sie sich ruhig alles an, bevor Sie langsam wieder runterkommen.

Tipp: Diese Übung ist ideal für alle, die zu oft und lange am Schreibtisch sitzen.

Eine Variante des Armee-Schleifers ist die **Kobra**. Da liegen Sie ebenso auf dem Bauch, platzieren aber Ihre Handflächen auf dem Boden, neben den Schultern. Drücken Sie sich langsam hoch, bis Sie einen Zug im unteren Rückenbereich spüren, danach lassen Sie den Oberkörper ebenso langsam wieder sinken. Atmen nicht vergessen!

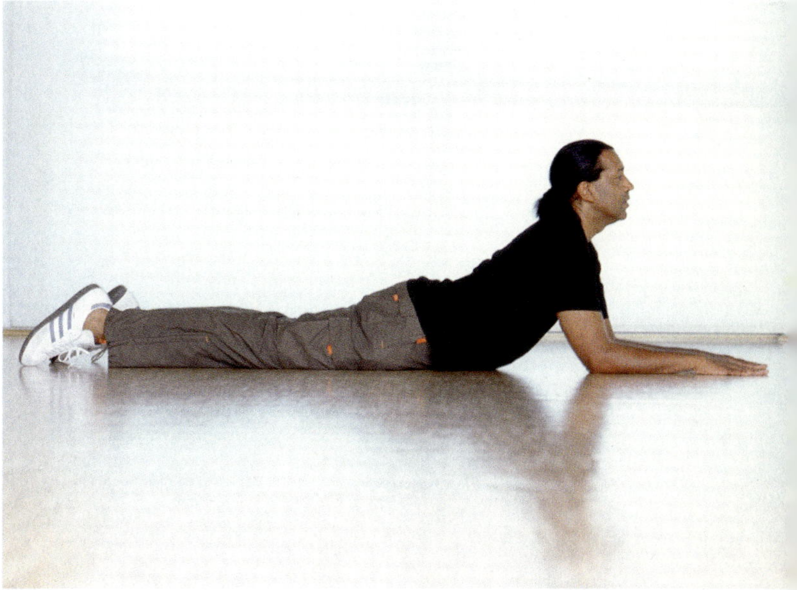

Dem aufmerksamen Leser mag nicht entgangen sein, dass die Kobra schon bei den Dehnübungen beschrieben wurde. Hier wird sie noch einmal aufgeführt, weil sie eine geniale Rückenübung und die ideale Ergänzung zur Bewegung des Armee-Schleifers ist. Man kann sie nicht oft genug machen.

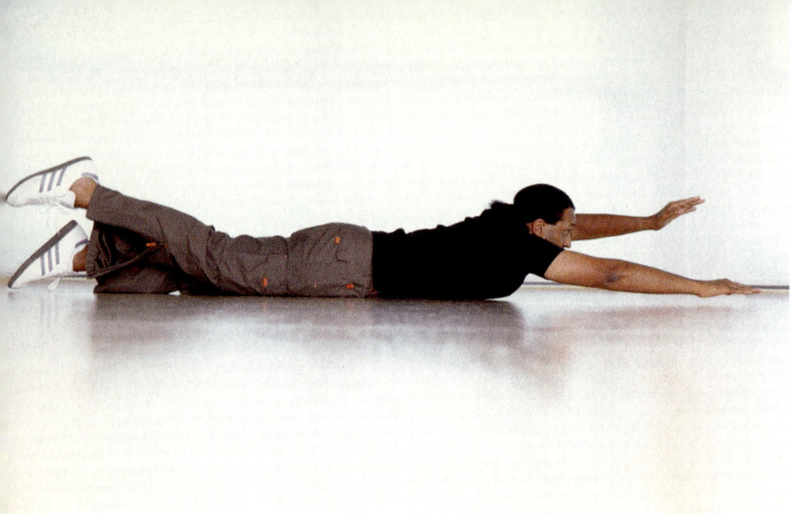

Rücken 2: Superman (Rückenstrecker)

Sie liegen auf dem Bauch, Stirn am Boden, alle viere weit von sich gestreckt. Heben Sie nun den linken gestreckten Arm und das rechte Bein gleichzeitig so hoch Sie können und halten Sie diese Position, einen Augenblick schafft jeder. Aber nicht mit Schwung, sondern ganz langsam. Danach senken Sie Arm und Bein wieder und heben den rechten Arm und das linke Bein. Am Anfang werden die meisten von uns ihre Gebeine nur ein paar Millimeter hochheben können – lassen Sie sich aber nicht entmutigen, Sie werden schnell Fortschritte feststellen und irgendwann wie Superman abheben!
Beim Anheben atmen Sie ein, beim Absenken atmen Sie aus.

Bauch I: Rettungsringvernichter (Crunch)

Jeder kennt diesen Klassiker, und keiner mag ihn, aber er ist nun mal das Beste gegen den Ersatzreifen, den wir alle mit uns rumtragen. Legen Sie sich also auf den Rücken, die Beine sind angewinkelt und stehen schulterbreit auf dem Boden. Die Arme liegen locker an, und Sie schauen während der ganzen Übung an die Decke.
Spannen Sie die Bauchmuskeln an und pressen Sie den unteren Rücken auf den Boden. Nun rollen Sie den Oberkörper langsam nach vorne, die Schultern heben sich vom Boden. Kurz innehalten und dann langsam wieder absenken, aber den Kopf nicht ganz ablegen, sondern die weiteren Wiederholungen machen.
Tipp: Achten Sie darauf, dass der Lendenwirbelbereich fest auf den Boden gepresst bleibt und die Ellenbogen möglichst zur Erde zeigen.

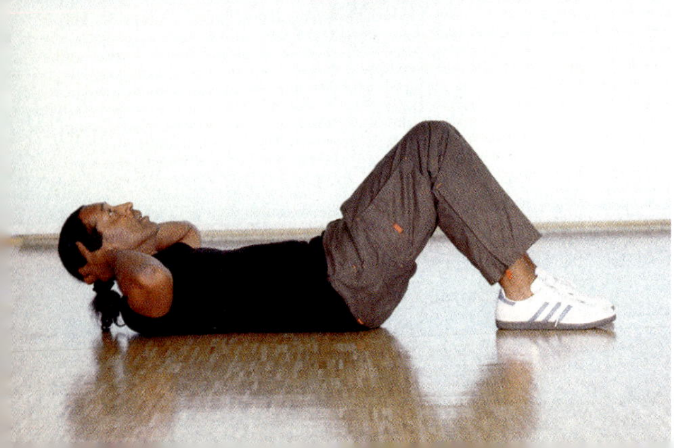

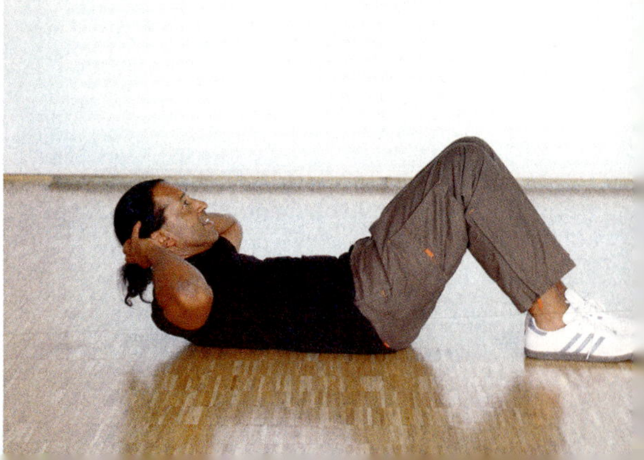

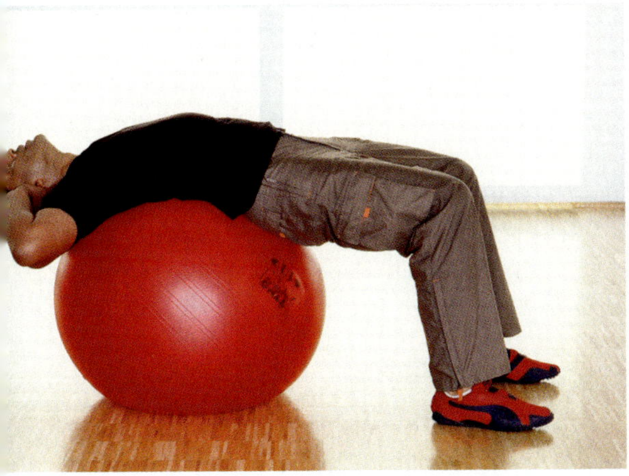

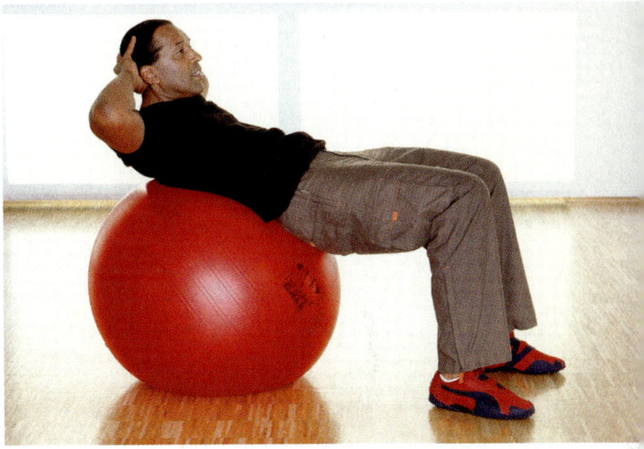

Bauch II: Crunch mit Ball

Für die Trendjäger sollte man noch sagen, dass die Profis den Crunch nur noch auf dem Gymnastikball machen. Das sieht ganz einfach aus, hat es aber in sich. Zum einen muss man seitlich stabilisieren, was Kraft kostet, und dann kann man die Brust weiter öffnen, sodass der zurückgelegte Weg der Bauchmuskeln einfach größer ist. Im Sportsclub LA trainierte einmal Sarah Michelle Gellar, die als Vampirjägerin Buffy weltberühmt wurde, neben mir. Ich konnte es kaum glauben, dass sie auf dem Ball 3 x 150 (!) Crunches machte, und die auch noch mit einer Zehn-Kilo-Gewichtsscheibe vor der Brust. Nach einer kurzen Pause machte sie das Gleiche noch mal ohne Gewichte!!

Aussehen wie Robert De Niro

Man kann es nicht oft genug sagen: Regelmäßiges Muskeltraining muss keinen Schwarzenegger aus Ihnen machen. Aber es macht gesünder, fitter, wacher, und damit sehen Sie automatisch besser und auch jünger aus. Ich weiß noch, wie überrascht ich war, als ich über den Hollywood-Star Robert De Niro las, dass er nach seiner Prostata-Operation bald wieder gesund sein würde, da er ja so topfit sei. Er würde zwei Stunden täglich trainieren, ein Programm aus Laufen und viel Training mit Gewichten. Alle, die den Mimen jetzt vor Augen haben, werden mir zustimmen: Der Lieblingsbösewicht so vieler Fans ist wahrlich kein Muskelprotz. Aber, und das wird oft vergessen: Er ist über 60 Jahre alt!

Wenn Sie diese neun Übungen jeden zweiten Tag schaffen, dann sind Sie fast schon ein Held. Das Programm dauert auch nicht so lange, wie Sie vielleicht denken mögen. 9 x 2 Minuten sind nicht sehr viel. Vielleicht schaffen Sie es ja auch schneller und sind nach der Tagesschau inklusive Wetter schon fertig.

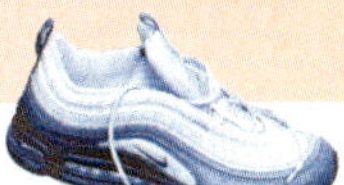

Abs – der Kern des Ganzen

Bei all unseren Bewegungen sind unsere Bauchmuskeln gefordert. Achten Sie mal darauf, es stimmt wirklich. Ob wir sitzen oder stehen, gehen oder laufen – die Bauchmuskeln sind ständig in Aktion. Im Fitness-Jargon bezeichnet man die Gesamtheit der Bauchmuskeln – also die äußeren und inneren Bauchmuskeln inklusive der tiefen Rückenmuskeln und der Beckenbodenmuskulatur – als »Abs« (engl. abdominal muscles). Die Bauchmuskeln formen nicht nur die Taille und den Bauch, all diese Muskelgruppen gemeinsam stabilisieren außerdem das Becken und sorgen für eine aufrechte Haltung.

Die Bauchmuskeln fungieren praktisch als Kickstarter für fast jede Bewegung … Im Prinzip jedenfalls, hätten es nicht die meisten von uns verlernt, in all den Jahren auf der Couch oder vor irgendwelchen Bildschirmen sitzend. Also müssen wir neu lernen, neu trainieren, was die Natur uns mitgegeben hat. Doch hat man seine Bauchmuskulatur erst mal wieder entdeckt, passieren wundersame Dinge: Auf einmal verschwinden viele Rückenwehwehchen, man geht aufrechter, hat mehr Energie.

»Wir sind alle Athleten! Manche von uns trainieren nur, die anderen noch nicht.« So steht es auf einem berühmten kalifornischen T-Shirt.

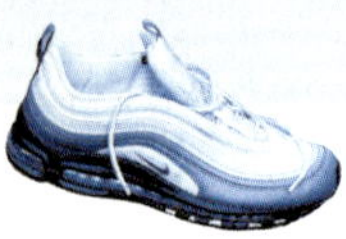

Die meisten von uns lassen nicht nur ihre Arme hängen, sondern auch sich selbst, ihre Haltung gleicht einem nassen Sack. Doch wenn wir es schaffen, diese zentrale Bewegungseinheit wieder zu aktivieren, dann kann unser Körper viel einfacher die Dinge so erledigen, wie er es ohnehin sollte: mithilfe der Muskeln, anstatt die Knochen und Gelenke zu beanspruchen, wie das bei uns Großstadtschlaffis meist der Fall ist. Dass es nicht gesund ist, wenn bei körperlichen Belastungen die Knochen und Gelenke einspringen müssen, das ist jedem klar. Verschleiß ist programmiert. Eine kräftige Bauchmuskulatur hilft und schützt.

Im Mutterland der Fitness, in Kalifornien, sind die Leute wahre Abs-Fetischisten. Es wird trainiert bis zum Exzess, und dann natürlich zur Schau gestellt. »Oberarm war gestern, das waren die Siebziger, so Burt Reynolds oder gar Clint Eastwood. Abs ist absolutes Jetzt! Ziemlich Brad Pitt, very Lenny Kravitz«, so erklärte mir mal ein Trainer im legendären Gold's Gym im kalifornischen Venice.

Entsprechend ihrer Funktion wird diese zentrale Muskulatur auch gern als »Core« (übersetzt etwa: Kern) bezeichnet. Übrigens kennt man dies auch im Pilates-Training, nur spricht man dort nicht vom Kern, sondern vom Kraftwerk, dem »Powerhouse«. Die Übungen ähneln sich, heißen aber anders.

Abs-Training für eine gute Haltung

Mit dem Abs-Training tun Sie weit mehr, als nur das zu trainieren, was da unter unser aller Wampen sein könnte, und wie Sie bald merken werden, auch ist. Abs-Training hat Auswirkungen auf vieles:

- Man ist aktiver, weil jede Bewegung leichter fällt. Auch bei großen Belastungen zieht und ziept es nicht mehr überall, wie das bisher der Fall war.
- Man hält sich anders, wesentlich aufrechter, was wiederum zu weniger Verspannungen führt, auch wenn Sie am Arbeitsplatz konzentriert Daten in die Tastatur hacken. (Sollten Sie es wirklich durchziehen, werden Sie es mir spätestens dann danken, so Sie sich daran erinnern können, wenn Sie im Altersheim der letzte Aufrechte sind.) Den meisten von uns fällt es gar nicht auf, wie vorgebeugt sie beim Gehen, Stehen und Sitzen sind.
- Da Abs mehrere Muskelgruppen einschließt, wirkt es sich auch positiv auf den Stoffwechsel aus, wenn diese Muskulatur kontinuierlich arbeitet – was ja bei Ihnen ab heute der Fall sein wird.

Auch wenn Sie keine Zeit haben, sollten Sie sich täglich wenigstens 15 Minuten um »Ihren Kern« kümmern, denn bereits das ist effektiv. Zugegeben, da geht es weniger um Optik als um Effizienz. Aber wir haben, ob Sie es glauben oder nicht, 639 Muskeln, und beim Abs-Training werden eine ganze Menge davon bewegt, und damit auch trainiert. Abs funktioniert als Hebelansatzpunkt, eben als unser Kickstarter.
Das Training kann man überall machen, zu Hause, im Hotel, und wenn Sie wollen sogar in der Mittagspause im Büro. Selbst wenn Sie es nur jeden zweiten Tag hinbekommen, werden Sie schnell Resultate bemerken.

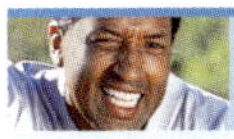

Ich mache diese Übungen regelmäßig im Rahmen meines Krafttrainings und manchmal auch als extra Übungseinheit zu Hause.

Das Übungsprogramm

- Wärmen Sie sich vor dem Training kurz auf, zum Beispiel durch lockeres Laufen auf der Stelle.
- Machen Sie die Übungen in der genannten Reihenfolge. Sie beginnen mit den leichteren Übungen.
- Die Anzahl der Wiederholungen und Sätze ist bei jeder Übung angegeben. Wenn Sie dies am Anfang nicht schaffen, machen Sie so viele Wiederholungen bzw. Sätze, wie Sie können, und erhöhen sie langsam.

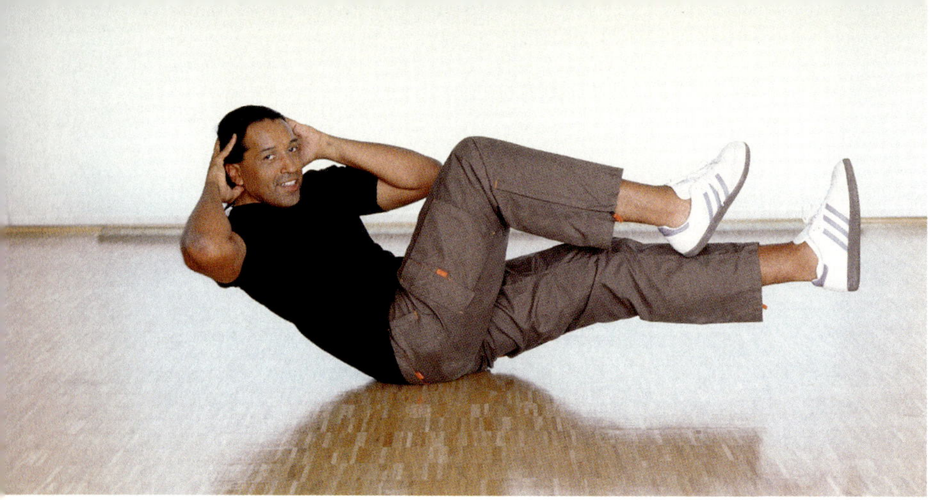

Radfahrer (Push-Pull Crunch)

Legen Sie sich in Rückenlage auf den Boden, heben Sie die Füße etwa zehn Zentimeter an, die Hände liegen locker an den Ohren. Jetzt ziehen Sie sich zusammen wie eine Katze: Heben Sie Kopf und Schultern vom Boden ab, rollen Sie das Brustbein in Richtung Becken und drehen Sie Ihren Körper leicht ein.

Führen Sie den linken Ellenbogen nach vorne und ziehen Sie gleichzeitig das rechte Knie an – es sollte den Ellenbogen berühren. Das linke Bein ist gestreckt. Dann das Gleiche in die andere Richtung und abwechselnd immer weiter.

Machen Sie die Bewegungen langsam und stetig wie ein Trecker. Knie und Ellenbogen sollten sich jeweils 25-mal berühren. Nach 45 Sekunden Pause wiederholen Sie das Ganze. Fortgeschrittene machen drei Sätze à 50 Wiederholungen.

Seitlicher Crunch

Sie bleiben auf dem Rücken liegen mit einem angewinkelten Knie, das andere Bein legen Sie mit dem Knöchel auf dem angewinkelten Knie ab. Die Hände liegen locker an den Ohren. Nun geht's los: Langsam und stetig führen Sie den Oberkörper hoch und runter. Dabei drehen Sie ihn ein, ganz so, als wollten Sie mit Ihren Ellenbogen so weit es geht zwischen Ihre Knie kommen. Nach unten dann aber nur so weit, dass die Schulterblätter nicht den Boden berühren. 13 Wiederholungen sollten drin sein, dann wechseln Sie die Seiten. Machen Sie insgesamt vier Sätze. Dazwischen jeweils eine kurze Pause.

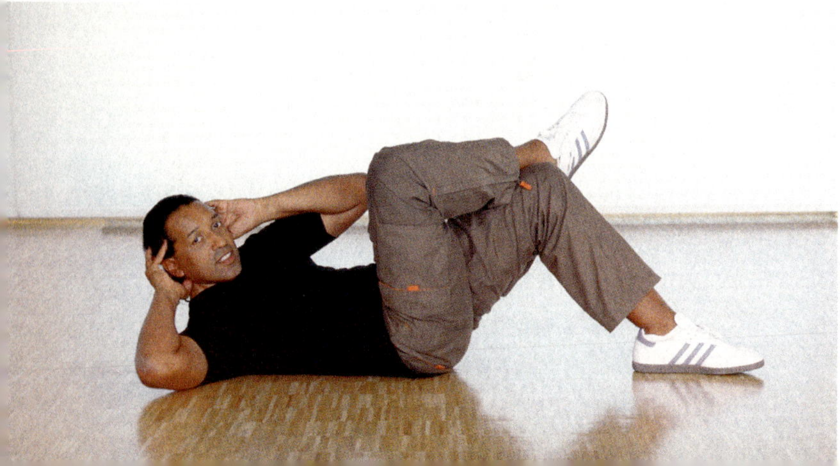

Beinfahrstuhl (Straigt Leg Raise)

Sie liegen auf dem Boden und schauen nach oben an die Decke. Die Hände liegen seitlich neben dem Körper. Die Beine und Füße sind gestreckt, der Bauch ist angespannt, und Sie heben die Füße etwa fünf Zentimeter hoch. Das ist die Ausgangsposition.

Nun lassen Sie die gestreckten Beine hochschweben, so wie sich der alte Herr Otis das bei seinen Fahrstühlen vorgestellt hat. Und zwar so lange, bis Ihre Füße an die Decke zeigen. Dort pausieren Sie kurz und kehren dann gemütlich zur Startposition zurück. Erlauben Sie Ihren Füßen auf keinen Fall, den Boden zu berühren. Das wäre Betrug. Das Ganze wiederholen Sie handliche 20-mal, und nach 45 Sekunden Pause machen Sie die ganze Übung nochmal.

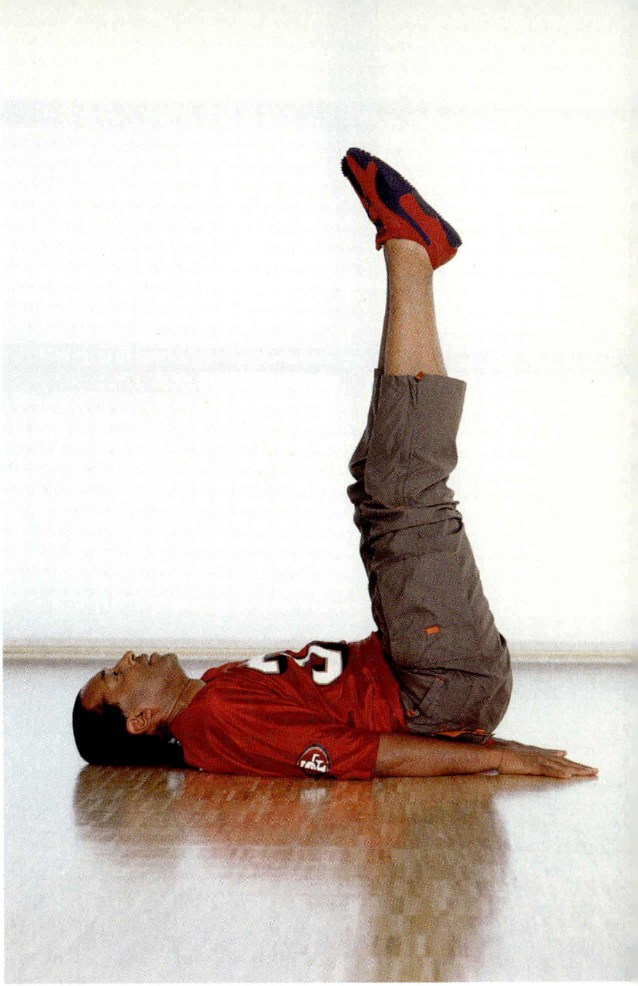

Der Schweizer (Swiss Crunch)

Sie befinden sich in der Rückenlage und halten Ihre leicht gebeugten Beine etwa 15 Zentimeter über dem Boden, Ihre Hände parallel zu den Beinen. Heben Sie nun den Rücken ebenfalls ein wenig an, etwa 15 Zentimeter. Er sollte bei der gesamten Übung den Boden nicht berühren. Ihre Bauchmuskeln sind bereits leicht kontrahiert. Das ist die Ausgangsposition.

Nun ziehen Sie Ihre Beine an und richten gleichzeitig Ihren Oberkörper auf, bis sich Stirn und Knie fast berühren. Dann strecken Sie sich wieder ein wenig aus, in die Ausgangsposition. Dies wiederholen Sie zunächst zehnmal, nach einer Pause machen Sie 13 Wiederholungen.

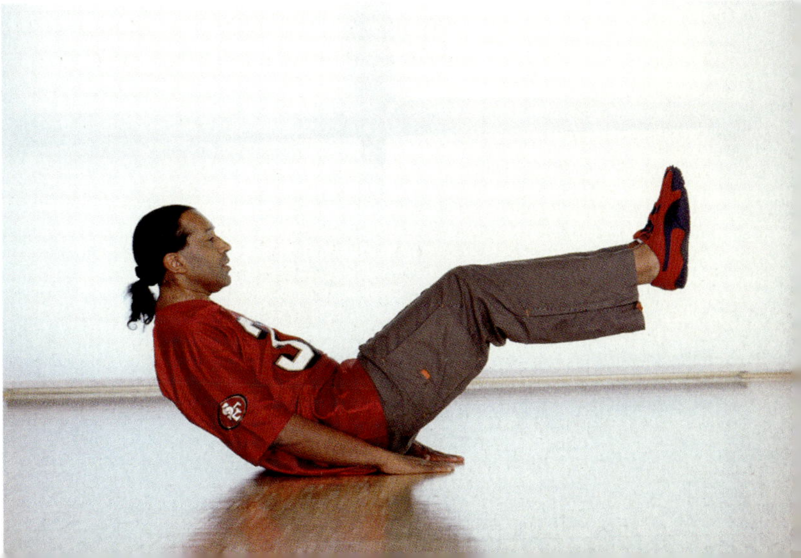

Der Russische (Russian Twist)

Wieder liegen Sie auf dem Rücken, doch jetzt stehen die angezogenen Füße mit den Fersen auf dem Boden. Mit Ihren Armen halten Sie einen Medizinball, ein dickes Buch, einen Wasserkasten oder ein Gewicht auf Ihrer Brust fest. Heben Sie Ihren Oberkörper langsam vom Boden, ein 45-Grad-Winkel wäre schön. Halten Sie kurz inne und drehen Sie dann Ihren Oberkörper langsam nach links, und zwar 25-mal! Dann lassen Sie den Oberkörper wieder absinken. Und Sie ahnen es bereits: Nach 45 Sekunden Pause machen Sie das Ganze nochmal zur rechten Seite. Nicht ohne, diese Russen!

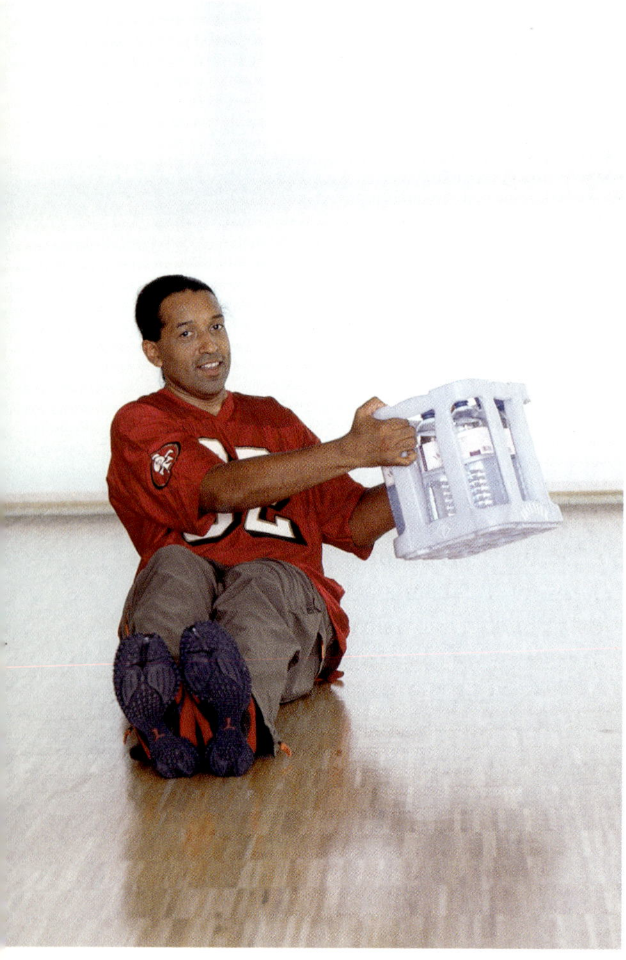

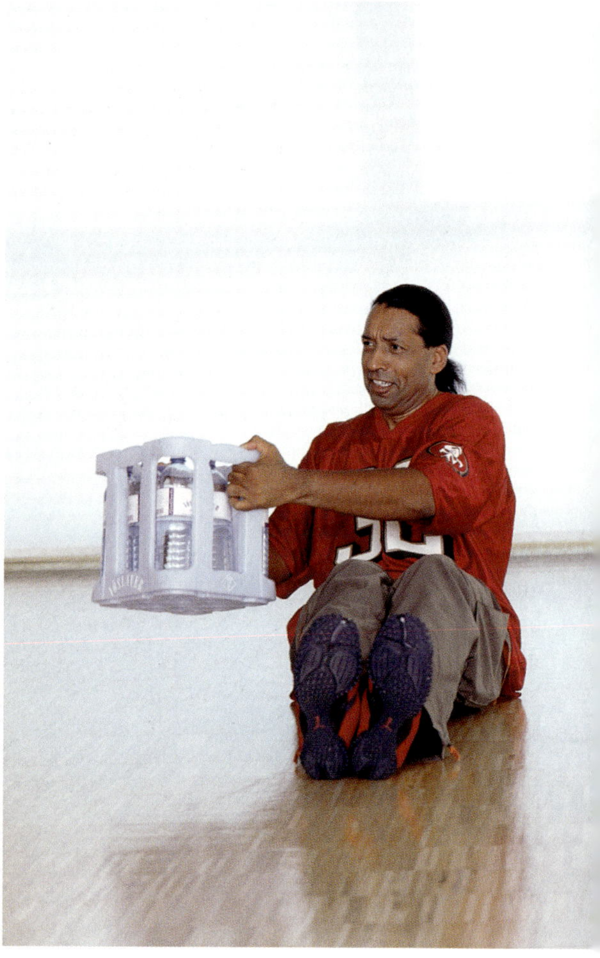

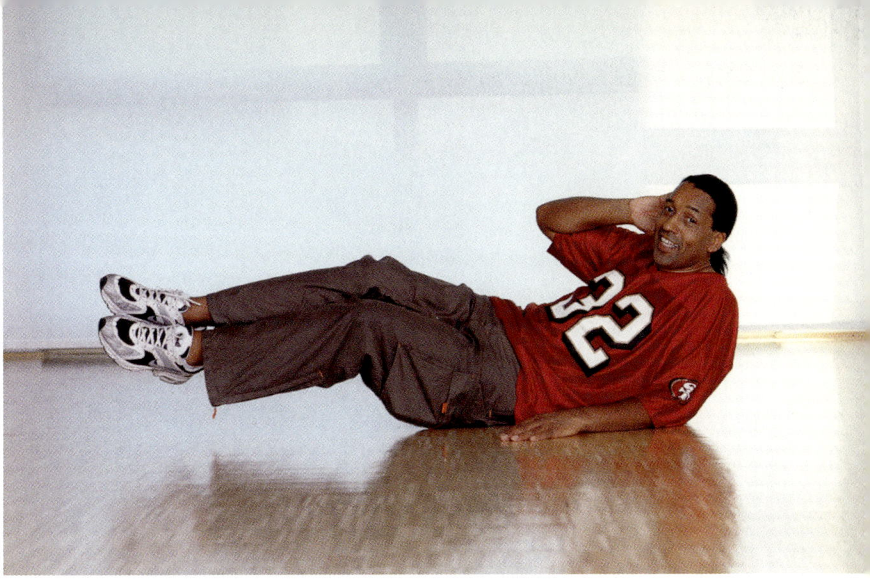

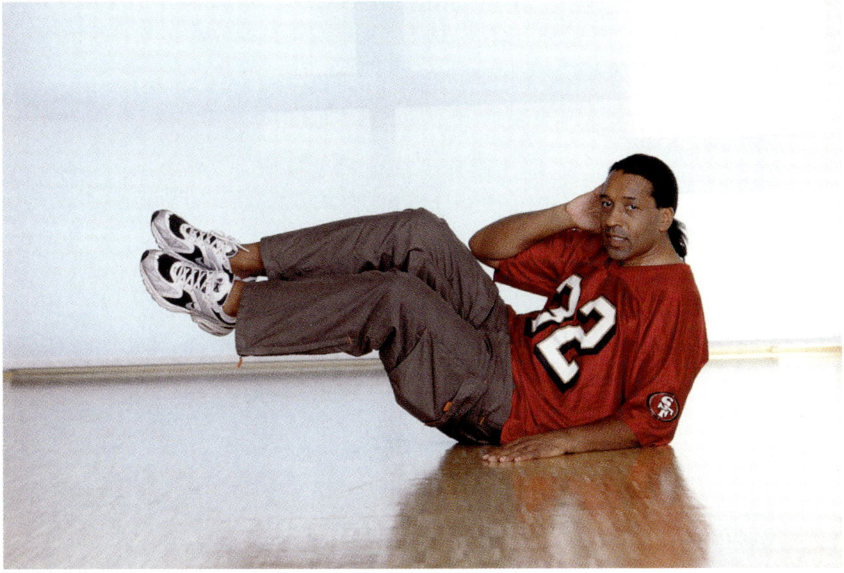

Der doppelte Schweizer (Double Crunch)

Das hier ist so ähnlich wie der Schweizer (siehe Seite 77), nur noch ein bisschen fieser. Sie befinden sich in der Rückenlage, doch Sie liegen nur auf einer Hinterbacke, zunächst auf der linken. Die Beine halten Sie leicht gebeugt etwa 20 Zentimeter über dem Boden, der Oberkörper ist ebenfalls leicht aufgerichtet. Mit dem linken Arm stützen Sie sich ab, die rechte Hand liegt am Ohr. Das ist die Ausgangsposition, und jetzt wird es richtig gemein: Sie müssen die Beine hochziehen in Richtung Kopf, und gleichzeitig ziehen Sie den Oberkörper hoch. Das sollte aber ausschließlich mithilfe Ihrer Bauchmuskeln passieren!

Danach senken Sie kontrolliert alles wieder ab in die Ausgangsposition.

Diese Übung hat etwas Masochistisches – ist aber äußerst effektiv. Pro Seite ein Satz mit zehn Wiederholungen reicht auch für den Stärksten von uns.

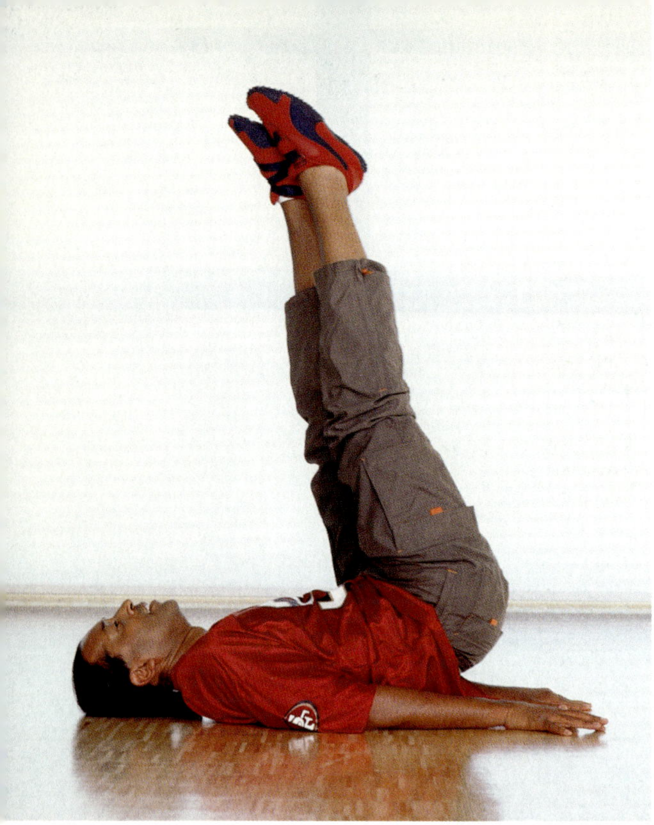

Der Korkenzieher (Corkscrews)

Sie liegen auf dem Boden, der Rücken ist fest auf die Unterlage gepresst. Nun strecken Sie Ihre Beine geschlossen und gerade nach oben, im rechten Winkel. Die Hände liegen neben dem Körper, damit stützen Sie sich etwas ab. Heben Sie mithilfe der Bauchmuskeln Ihre Hüfte an. Aber das ist erst der halbe Spaß, denn nun müssen Sie mit Ihren Beinen eine Korkenzieher-Bewegung hinkriegen! Drehen Sie die Beine im Uhrzeigersinn und senken Sie dabei Ihre Hüfte, bis Sie fast den Boden erreichen. Dann drehen Sie das Ganze gegen den Uhrzeigersinn wieder zurück, also nach oben. Jeder Dreher zählt als Wiederholung. Acht Stück sollten Sie hinkriegen, auch wenn die Übung sehr schwer ist.

Eigentlich gehört diese Übung nicht hierher, weil sie echt fies und super schwer ist. Aber ich wollte Ihnen nicht vorenthalten, wie Brad Pitt zu seinem Sixpack kommt – er macht den Korkenzieher jeden Tag 200-mal!

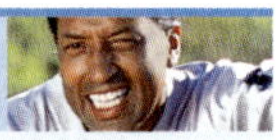

Ich habe ein halbes Jahr gebraucht, um das alles so zu schaffen. Aber es hat sich gelohnt! Man fühlt sich ganz allgemein stärker, und dieses Gefühl zusammen mit einer besseren Haltung hat auch eine bessere Ausstrahlung zur Folge.

Überfordern Sie sich nicht

Was sich hier so leicht liest, hat es in sich. Die Übungen fangen leicht an, werden dann aber ziemlich schwer. Nachdem ich das Programm das erste Mal probierte, ging es mir eigentlich ganz gut. Aber ein paar Stunden später bekam ich ein vollkommen neues Bauchgefühl. Zuerst war es angenehm, dann war Lachen und Drücken unmöglich, und irgendwann setzte ein heftiger Muskelkater ein. Natürlich hatte ich mal wieder zu schnell und zu viel gemacht, der alte Fehler. Daher mein Rat:

- Machen Sie in der ersten Woche nur insgesamt fünf Übungen, mit jeweils einem Tag Pause.
- Dann versuchen Sie, jede Woche eine Übung mehr zu machen.
- Wenn Sie eine Übung absolut nicht schaffen, lassen Sie sie erst mal weg. Vielleicht gelingt sie nach einigen Monaten – und wenn nicht, ist das auch kein Drama.
- Steigern Sie sich langsam, lassen Sie sich genug Zeit. Und seien Sie nicht frustriert, wenn man nichts sieht. Vergessen Sie nicht: Es geht mehr darum, sich gut zu fühlen, als darum, nur gut auszusehen.

Weitere Übungen für Ihr Krafttraining

Mit meinen Greatest Hits und dem Abs-Training haben Sie meine persönlichen Fitness-Favoriten kennen gelernt. Nun sind Sie aber nicht Cherno (zum Glück) und kommen mit der ein oder anderen Übung vielleicht nicht so gut klar. Außerdem haben Sie sich entschieden, von nun an regelmäßig Ihre Muskeln zu trainieren, und Sie sterben schon jetzt vor Langeweile bei dem Gedanken daran, für den Rest Ihres Lebens immer die gleichen 16 Übungen machen zu müssen …

Es gibt natürlich noch viel mehr Möglichkeiten, seine Muskeln zu trainieren. Ich selbst variiere nach Belieben und bin außerdem immer neugierig auf neue Trends, aus denen ich mir dann Anregungen für mein eigenes Programm hole. Daher finden Sie in diesem Kapitel weitere Übungen, aus denen Sie Ihr persönliches Fitness-Programm zusammenstellen oder die Sie in Ihr Fitness-Programm integrieren können. All diese Übungen können Sie ohne spezielle Geräte ausführen. Ein paar Kurzhanteln sind praktisch, Flaschen oder Bücher tun es aber auch. Bei einigen Übungen ist eine Bank sinnvoll, Sie können sie aber auch auf dem Boden machen.

Diese Kraftübungen können Sie überall ausführen: im Freien, zu Hause, im Hotelzimmer, wo auch immer Sie sich befinden.

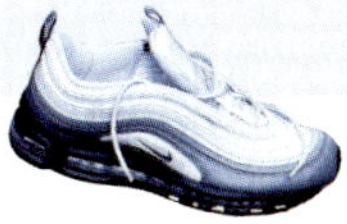

Hinweise zu den Übungen

- Wärmen Sie sich vor dem Training ein paar Minuten auf, indem Sie auf der Stelle marschieren oder locker laufen, hüpfen oder seilspringen.
- Die Übungen sind nach Muskelgruppen geordnet. Innerhalb einer Gruppe können Sie die Reihenfolge variieren, aber Sie sollten nicht zwischen den Muskelgruppen hin und her springen.
- Machen Sie jeweils acht bis zwölf Wiederholungen. Zwei Sätze sind das Minimum, drei Sätze wären ideal.
- Zwischen den einzelnen Sätzen machen Sie eine Pause von 30 bis 60 Sekunden.
- Führen Sie die Bewegungen schön langsam aus. Nur dann sind die Übungen wirklich effektiv.
- Bauch und Hintern sind immer angespannt, so bleibt der Rücken stabil.
- Auch hier gilt: Wenn Sie 15 Wiederholungen ohne größere Anstrengungen machen können, sollten Sie das Gewicht um fünf bis zehn Prozent erhöhen – wenn Sie regelmäßig trainieren, sollte dies spätestens nach drei Wochen der Fall sein.
- Atmen Sie tief und regelmäßig. Beachten Sie die Faustregel: Beim Anspannen der Muskeln ausatmen, beim Entlasten einatmen.

Rücken

Aufrechtes Rudern (Dumbbell Upright Row)

Sie stehen aufrecht, die Füße schulterbreit auseinander, die Knie nicht durchgedrückt, die Bauchmuskeln sind angespannt. Die Arme hängen vor dem Körper, Sie haben in jeder Hand eine Hantel, die Handflächen zeigen nach innen. Nun heben Sie beide Arme gleichzeitig an und ziehen die Hanteln vor dem Körper nach oben, bis etwa in Kinnhöhe. Die Ellenbogen zeigen nach außen. Achten Sie darauf, dass bei dieser Übung die Hände immer nahe dem Körper sind. Nun kehren Sie zur Ausgangsposition zurück, aber wie immer schön langsam. Diese Übung ist der ideale Ausgleich für alle, die ständig Texte in den Computer hacken.

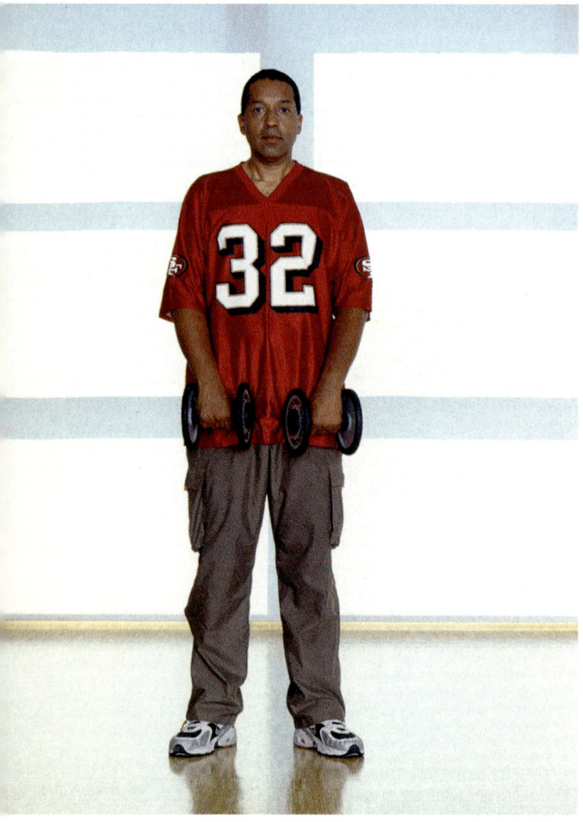

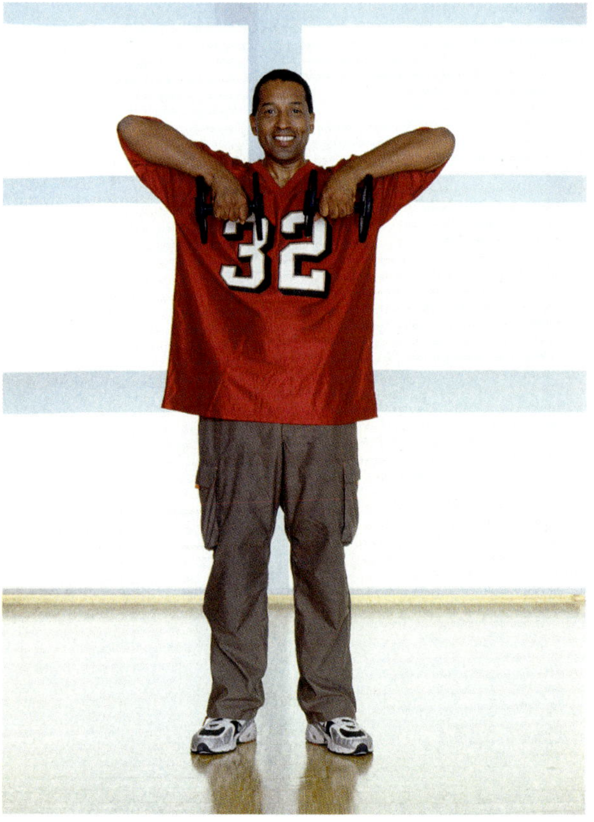

Vorgebeugtes Rudern (Bent over Row)

Sie stehen mit beiden Beinen fest auf dem Boden, der Oberkörper ist weit nach vorne gebeugt. Beide Arme hängen nach unten, Sie haben in jeder Hand eine Hantel, die Handflächen zeigen nach hinten. Nun ziehen Sie beide Arme gleichzeitig zur Brust, sodass die Ellenbogen nach oben zeigen. Dabei ziehen Sie die Schulterblätter zusammen, so weit es geht. Dann gehen Sie wieder in die Ausgangsposition zurück.

Tipp: Die Arme nicht ganz durchstrecken, wenn sie nach unten geführt werden, sondern die Spannung halten.

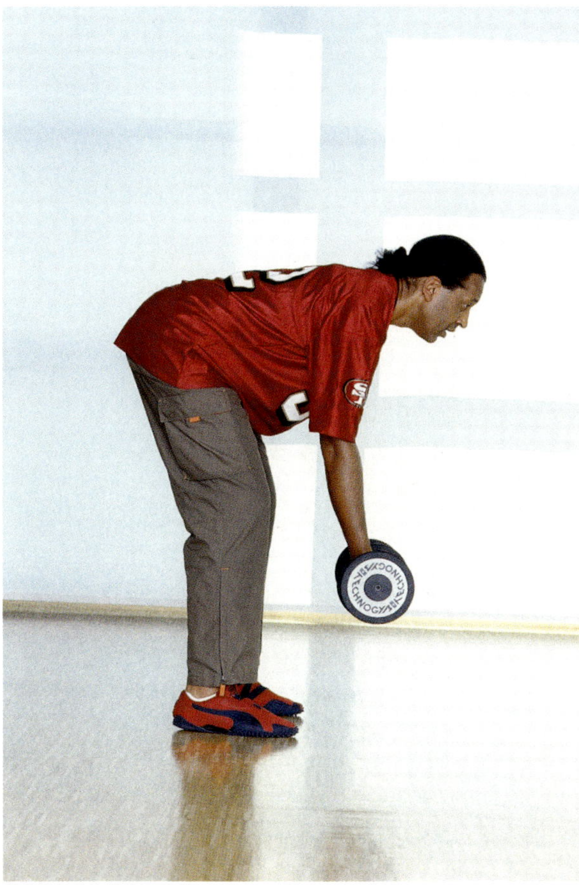

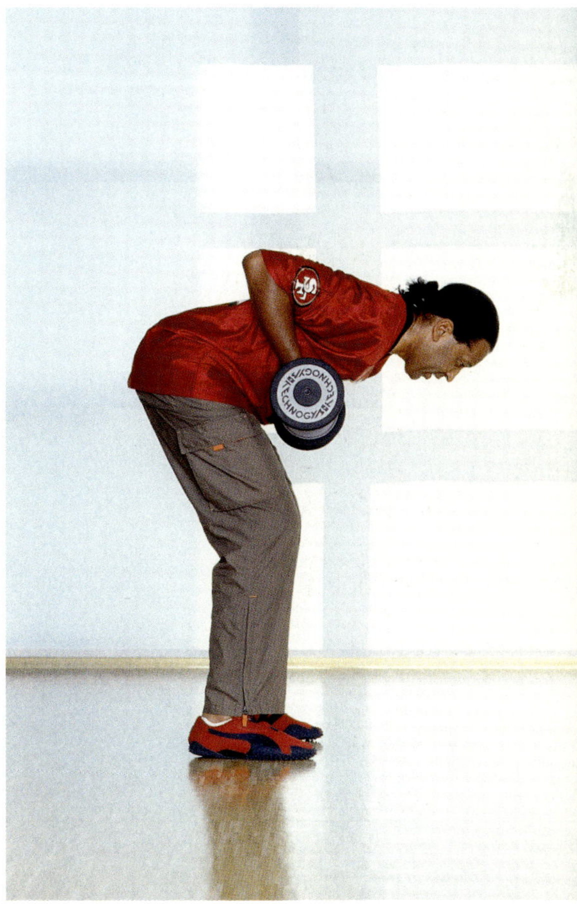

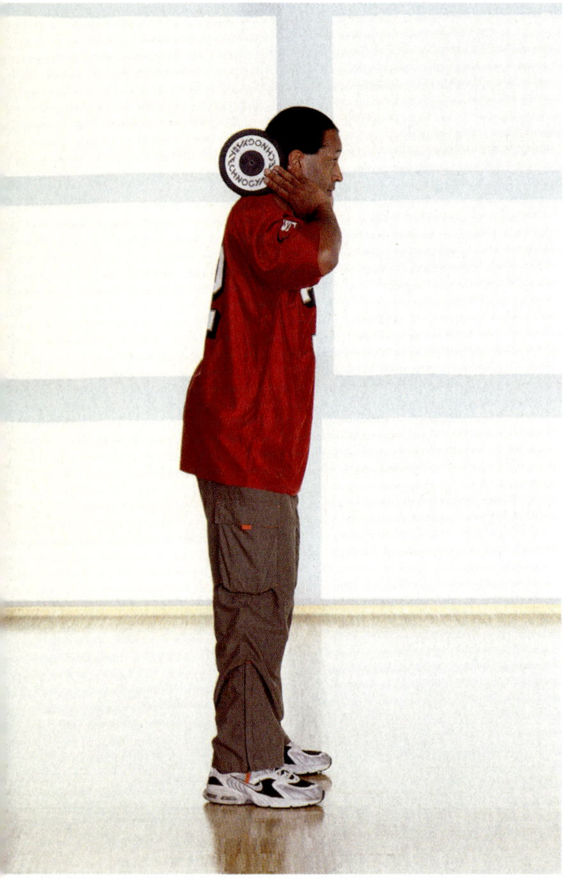

Good Mornings mit Kurzhanteln

Sie stehen aufrecht, die Hände liegen hinter dem Kopf, und Sie halten eine Hantel im Genick. Die Beine sind durchgedrückt, der Rücken ist gerade. Nun beugen Sie langsam den Körper nach vorne. Achten Sie darauf, dass der Rücken gerade bleibt, der Kopf sollte ein wenig nach hinten gestreckt sein. Wenn Sie mit dem Oberkörper fast in der Horizontalen sind, verharren Sie einen Moment und gehen dann in die Ausgangsstellung zurück.

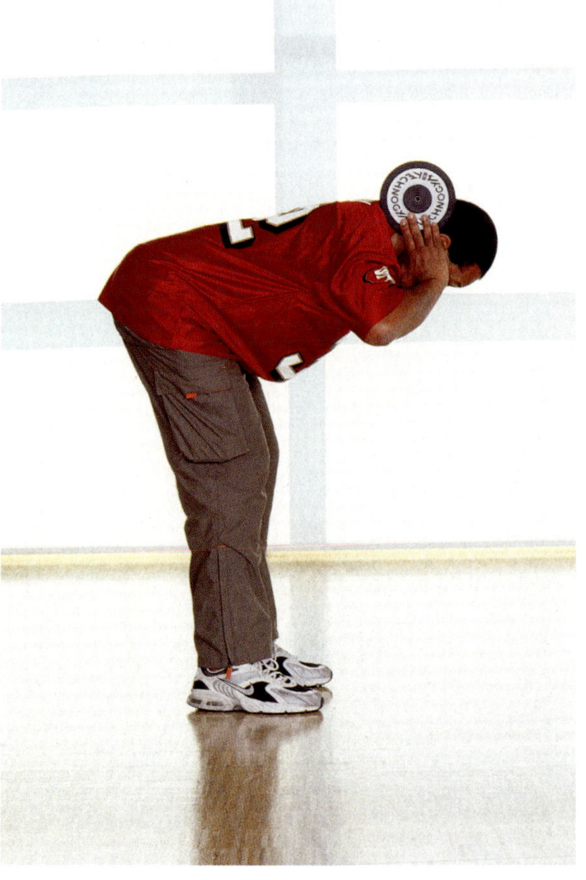

Brust

Kurzhanteldrücken (Dumbbell Chest Press)

Sie liegen auf einer Bank, in jeder Hand eine Hantel. Die Beine sind etwas angewinkelt auf der Bank abgestellt. Spannen Sie die Bauchmuskeln an, und pressen Sie den Rücken fest auf die Bank. Strecken Sie die Arme parallel nach oben, die Ellenbogen sind nicht ganz durchgedrückt. Jetzt senken Sie die Hanteln gerade nach unten ab, bis die Ellenbogen auf Höhe der Schultern sind und Ober- und Unterarm einen rechten Winkel bilden. Dann drücken Sie die Gewichte zurück nach oben, bis die Ellenbogen fast gestreckt sind.

Tipp: Achten Sie darauf, dass Sie nicht ins Hohlkreuz gehen, der Rücken sollte flach auf der Bank liegen.

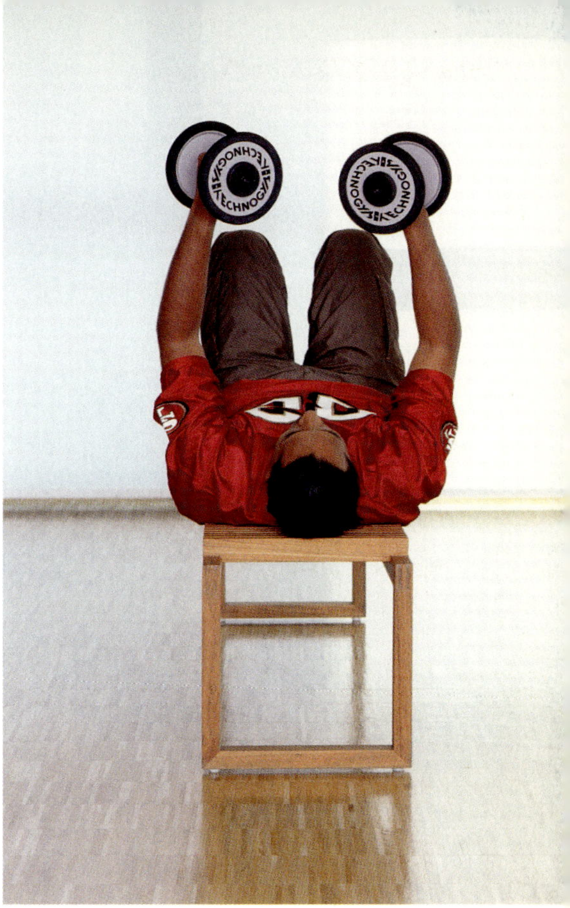

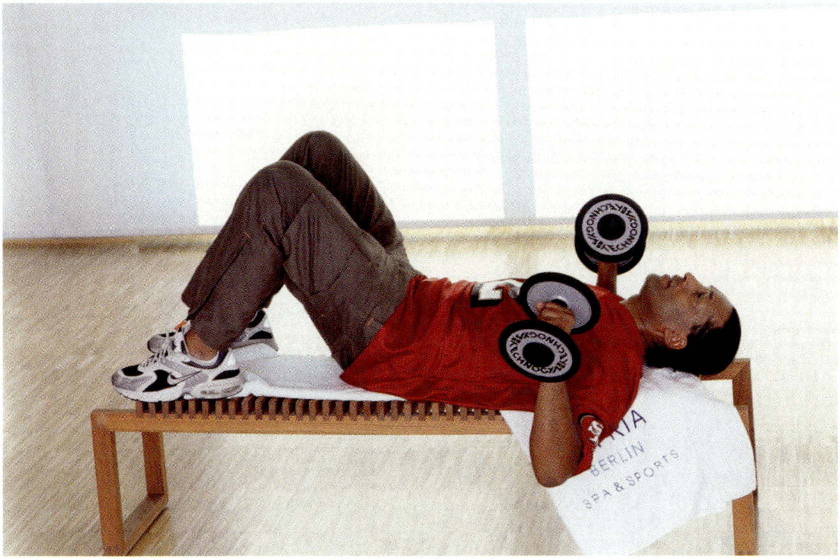

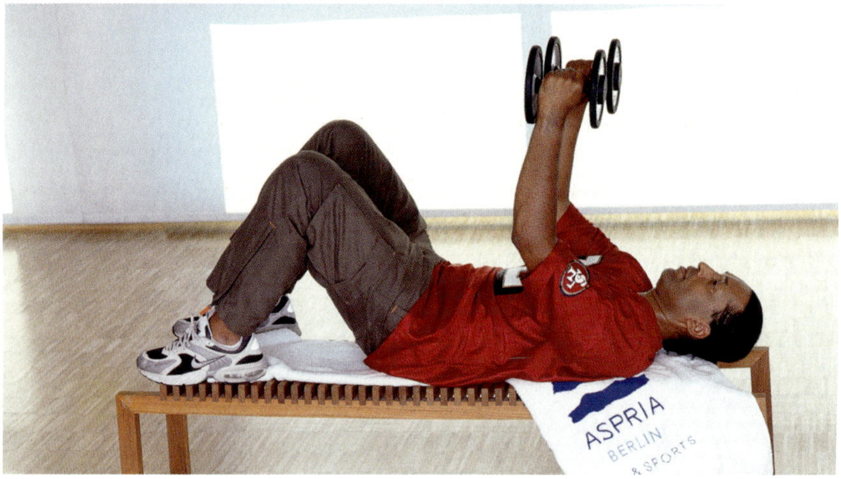

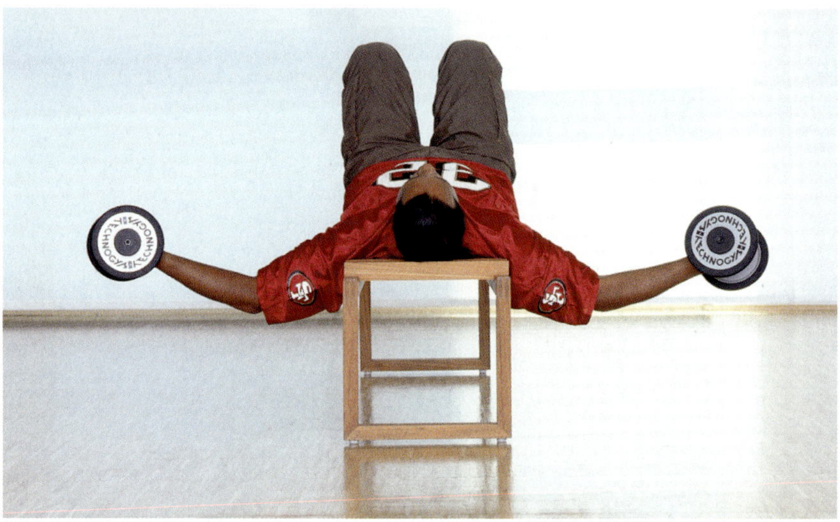

Fliegende Bewegung (Chest Fly)

Wieder liegen Sie rücklings auf der Bank. Die Arme sind nach oben gestreckt, die Handflächen zueinander, in jeder Hand eine Hantel. Nun breiten Sie die Arme aus, sodass die Ellenbogen weit auseinander gehen. Bringen Sie die Gewichte so weit runter, dass die Ellenbogen etwas unterhalb der Schultern sind. Nun schieben Sie die Gewichte wieder nach oben. Stellen Sie sich einfach vor, Sie wollten einen dicken Baum umarmen.

Schultern

Seitheben (Lateral Raise)

Sie stehen aufrecht, die Füße schulterbreit auseinander. In beiden Händen halten Sie eine Hantel, die Handflächen zeigen nach innen. Spannen Sie den Oberkörper und den Bauch an und heben beide Arme gleichzeitig langsam zur Seite an, mit relativ gestreckten Armen, bis sich die Hanteln etwa auf Schulterhöhe befinden. Kurz halten, dann die Arme wieder absenken.

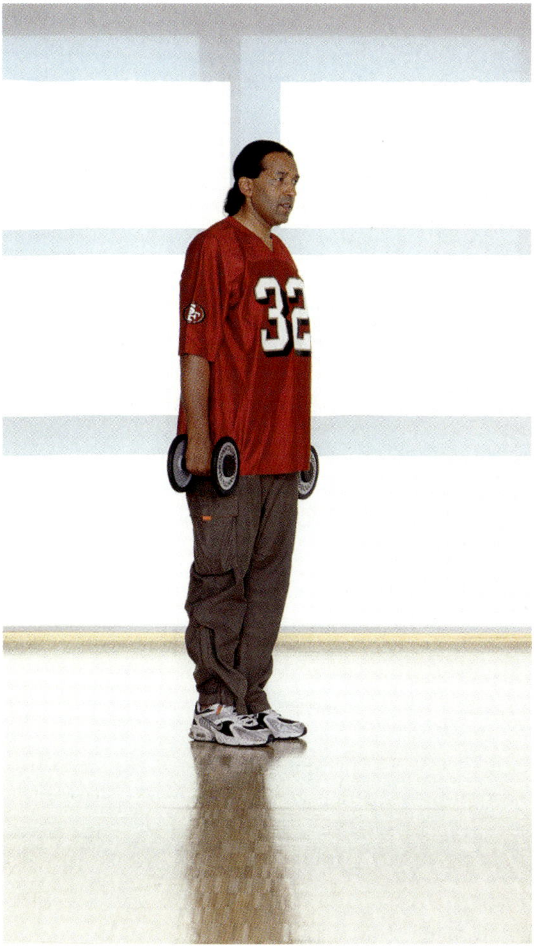

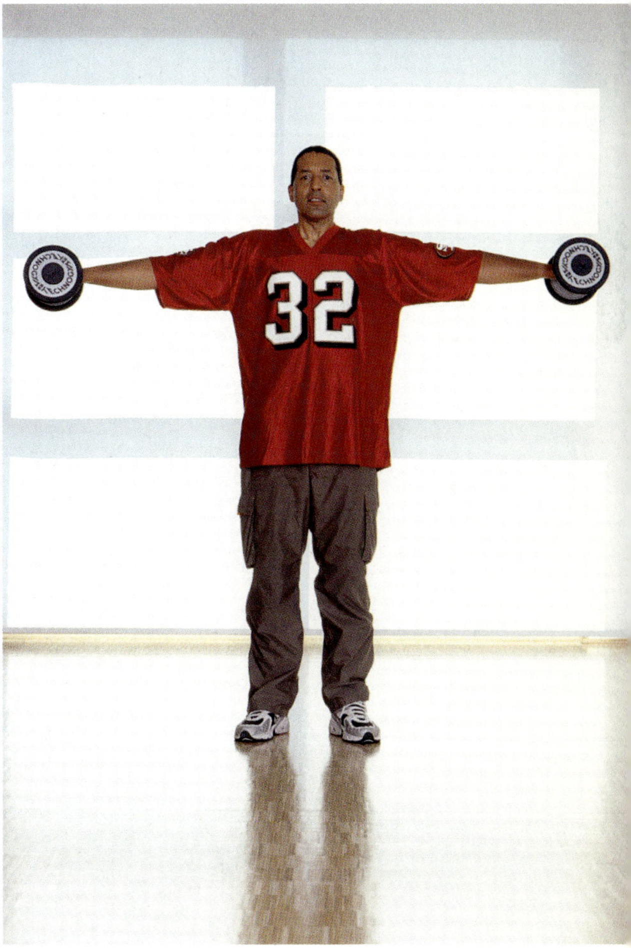

Frontheben (Front Raise)

Sie stehen mit leicht gebeugten Knien aufrecht und machen einen kleinen Ausfallschritt. Sie haben in jeder Hand eine Hantel, die Handflächen zeigen nach hinten. Nun heben Sie den rechten Arm fast gestreckt nach vorne hoch auf Schulterhöhe, dann senken Sie ihn langsam wieder ab. Dann machen Sie die gleiche Bewegung mit dem linken Arm. Das ist eine Wiederholung.
Achten Sie immer darauf, dass die Ellenbogen leicht gebeugt sind, außerdem müssen Sie sehr aufrecht stehen, der Rücken darf weder nach vorne ausweichen, noch sollen Sie ins Hohlkreuz gehen. Heben Sie Gewichte nicht höher als Ihre Schulter.
Tipp: Sie können diese Übung auch im Sitzen machen, mit einer Lehne im Rücken. Dies ist härter, denn so ist es nicht möglich, dass andere Muskeln helfend eingreifen.

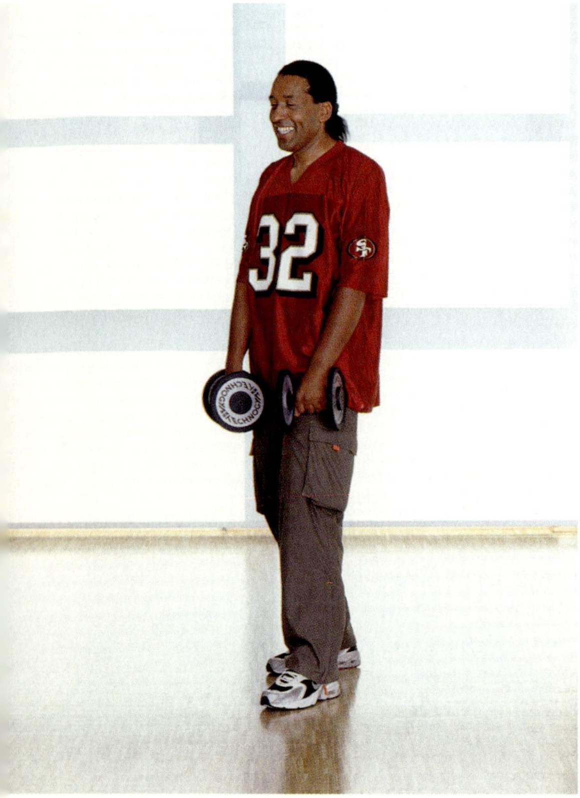

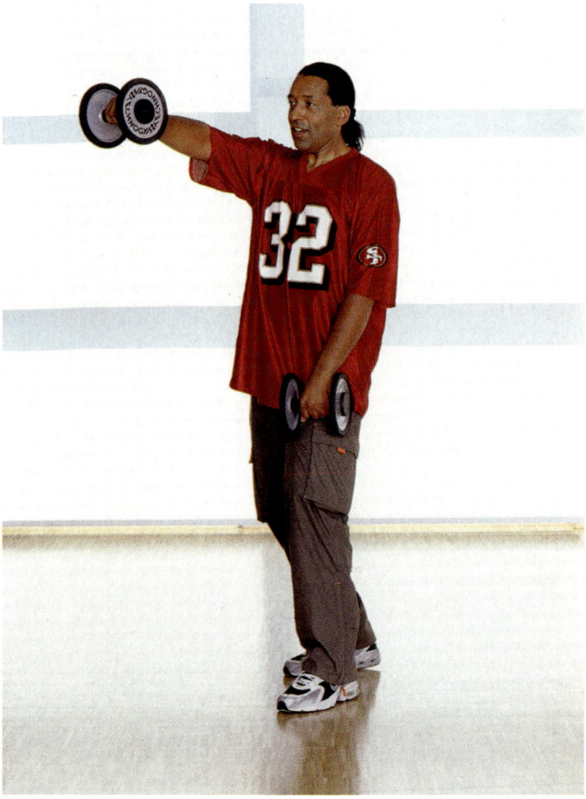

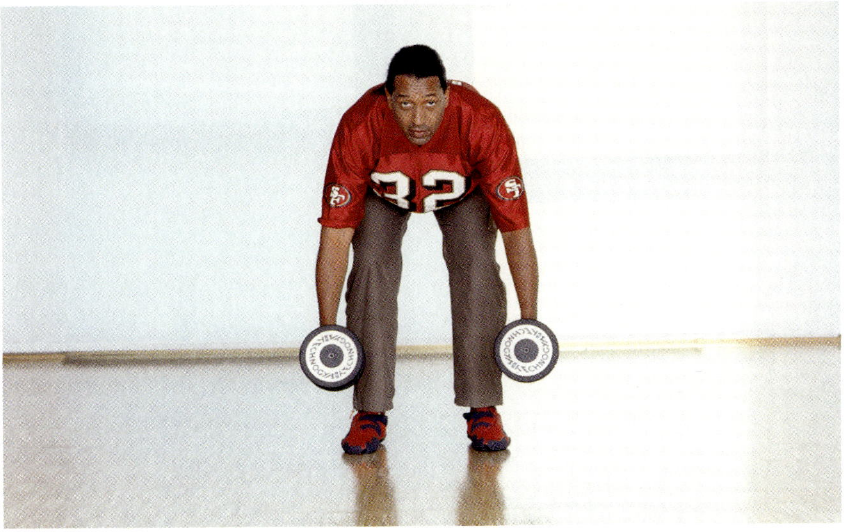

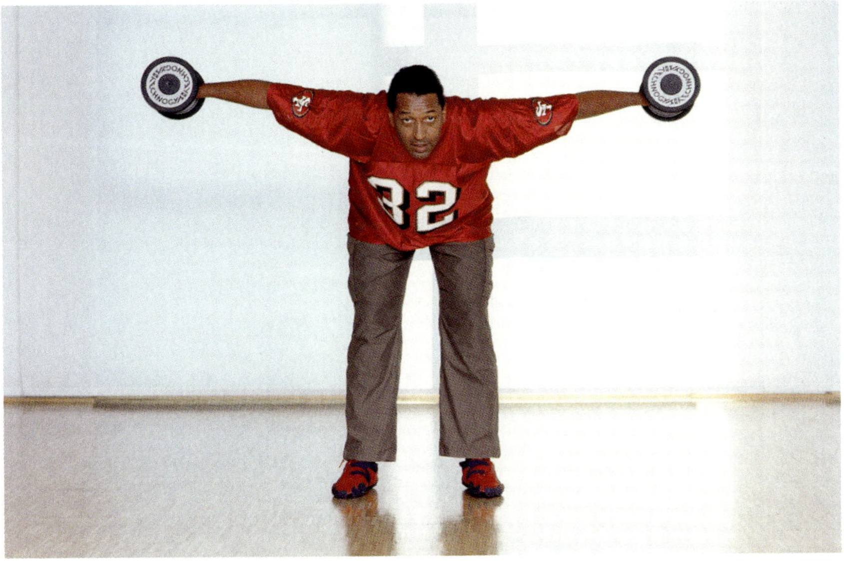

Fliegende Bewegung, vorgebeugt (Back Delt Fly)

Sie stehen aufrecht mit leicht gebeugten Knien, in jeder Hand eine Hantel. Beugen Sie sich vor, sodass Ihr Oberkörper 90 Grad angewinkelt ist. Die Arme hängen rechts und links neben den Beinen, die Handflächen sind einander zugewandt, und die Gewichte befinden sich etwa auf der Höhe der Waden. Die Arme sind leicht angewinkelt. Nun heben Sie die Hanteln hoch, indem Sie gleichzeitig in einer weiten Bewegung die Arme öffnen. Achten Sie darauf, dass die Ellenbogen nicht durchgedrückt werden. Auf der Höhe der Schultern halten Sie kurz an – spüren Sie, wie sich Ihre Schulterblätter zusammenpressen. Danach senken Sie Ihre Arme langsam in die Ausgangsposition zurück.

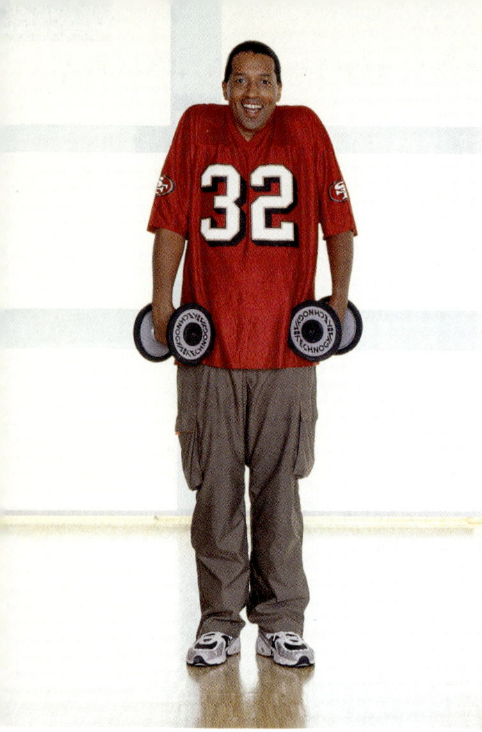

Schulterzucken (Dumbbell Shrug)

Sie stehen aufrecht, lassen die Arme hängen, in jeder Hand eine Hantel. Die Handflächen zeigen zum Körper, die Bauchmuskeln sind angespannt. Nun zucken Sie mit den Schultern: Ziehen Sie Ihre Schultern bis zu den Ohren hoch, als ob Sie wirklich nichts wüssten. Langsam lassen Sie die Schultern wieder zur Ausgangsposition zurückkehren.
Wem das zu einfach ist, kann auch die Schultern kreisen lassen. Das ist allerdings sehr viel schwerer, probieren Sie es zuerst mit wenig Gewicht.

Arme

Dreieckliegestütz (Triangle Push-up)

Der gute alte Liegestütz gehört auch zu meinen Greatest Hits, aber hier handelt es sich um eine besonders interessante Variante. Sie liegen auf dem Bauch, die Hände sind unter Ihrer Brust aufgestützt, die Ellenbogen zeigen nach außen. Ihre Hände berühren sich nur mit den Fingerspitzen der Zeigefinger und der abgespreizten Daumen, sodass die Hände ein Dreieck bilden. Nun drücken Sie sich nach oben, und zwar mithilfe des Trizeps. Dieser Liegestütz ist die Turboversion des normalen Liegestützes. Er tut wirklich was für Ihre Arme. Und glauben Sie mir, die Knieversion reicht völlig. Ralf Möller hat sie mir ins Stammbuch geschrieben.

Wie beim klassischen Liegestütz können Sie die Füße hier auf den Zehenspitzen aufstellen, Sie können den Dreieckliegestütz aber auch auf den Knien machen, das ist einfacher.

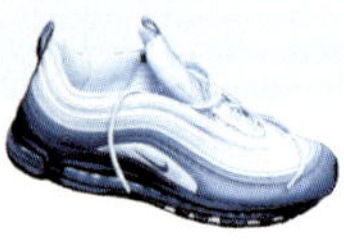

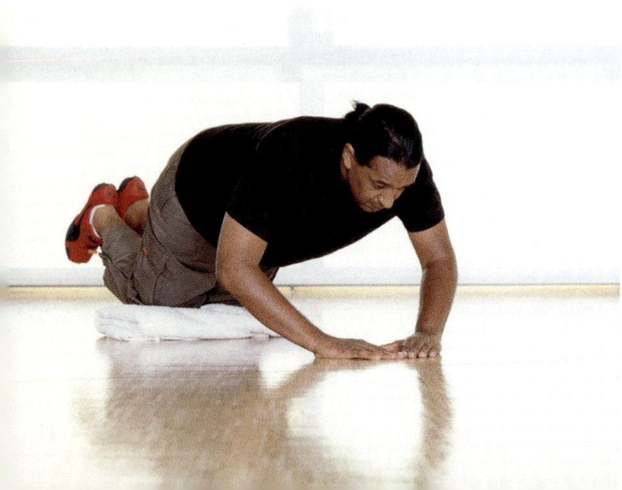

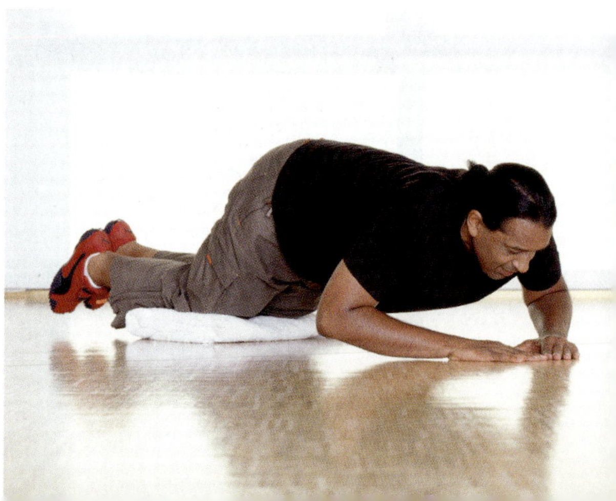

Gestreckter Armbeuger (Dumbell Upright Extensions)

Sie sitzen oder stehen aufrecht, ein Arm nach oben gestreckt, in der Hand halten Sie eine Hantel. Die freie Hand unterstützt den »Hantel-Arm«. Nun knicken Sie den Ellenbogen ein und lassen die Hantel langsam nach unten und hinter den Kopf sinken. Sobald die Hantel auf Schulterhöhe angekommen ist, drücken Sie sie wieder hoch – aber den Arm nicht ganz durchstrecken. Nach einigen Wiederholungen die Seite wechseln.

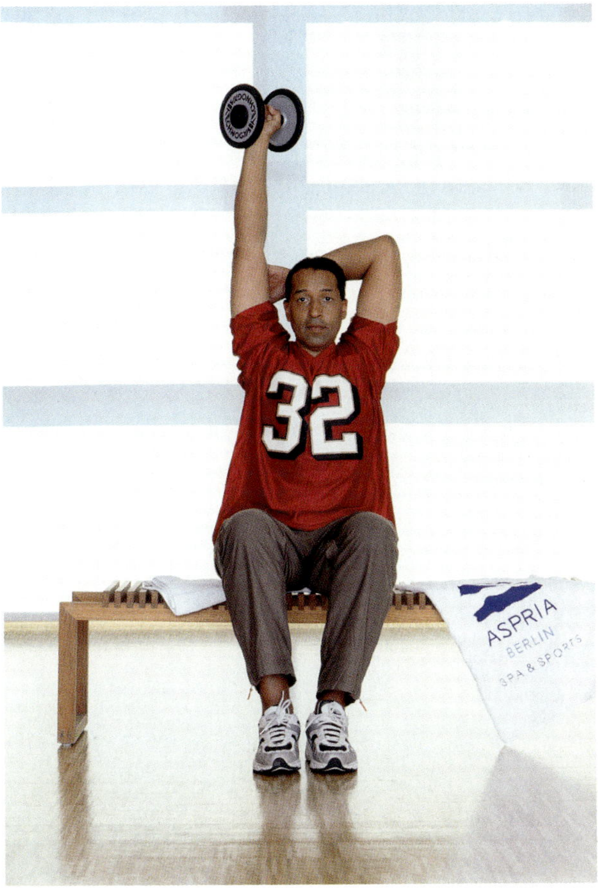

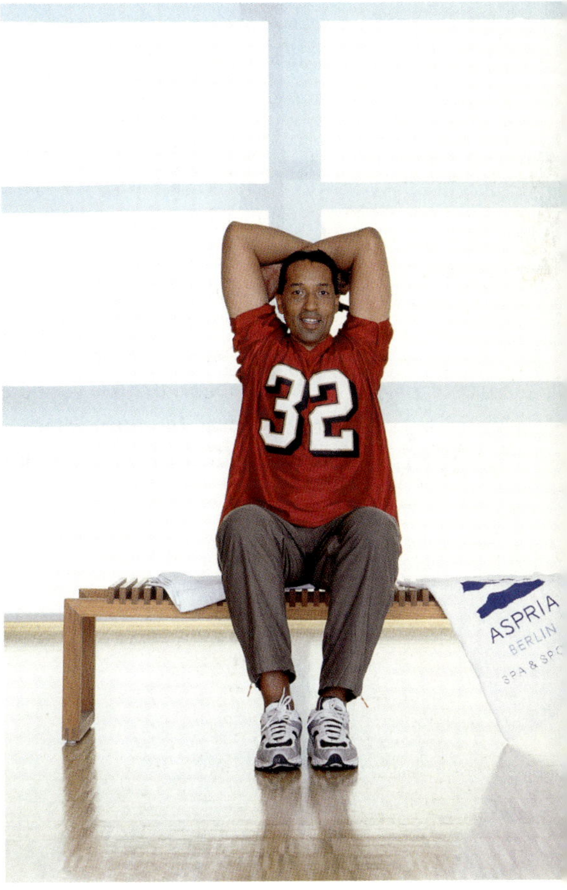

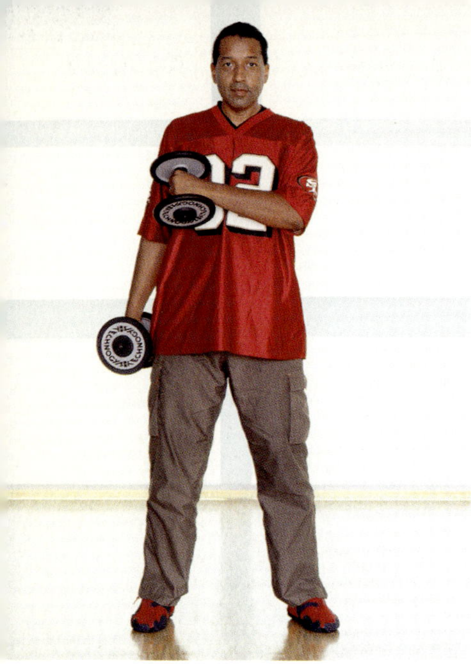

Überkreuzter Armbeuger (Cross Curl)

Sie stehen aufrecht, die Arme hängen seitlich herunter. Sie haben in beiden Händen eine Hantel, und die Handflächen zeigen zum Körper. Nun heben Sie die linke Hantel in einem weichen Bogen über die Brust zur gegenüberliegenden Schulter. Dann senken Sie die Hantel im gleichen Bogen zurück zur Ausgangsposition. Nun ist die rechte Hand dran. Das ist eine Wiederholung. Achten Sie darauf, dass die Handflächen die ganze Zeit in Richtung Körper gerichtet sind.

Chinese (Kung Fu Curl)

Diese Übung sieht zwar einfach aus, ist aber relativ schwer. Darum sollten Sie auf jeden Fall zunächst nur mit leichten Gewichten arbeiten. Sie sitzen oder stehen aufrecht, die rechte Hand, in der Sie eine Hantel haben, hängt herab, die Handfläche zeigt zum Körper. Die linke Hand unterstützt den rechten Ellenbogen. Nun bringen Sie die Hantel vor dem Körper nach oben, in Richtung der gegenüberliegenden Schulter. Dann führen Sie die Bewegung weiter in Richtung der sich gerade bewegenden Schulter. Die Handfläche zeigt dabei immer auf den Körper. Dann führen Sie die Hantel im gleichen Bogen wieder zurück. Nach einigen Wiederholungen ist die andere Hand dran.

Tipp: Der Oberarm muss immer nahe am Körper bleiben, machen Sie keine Ausweichbewegung damit.

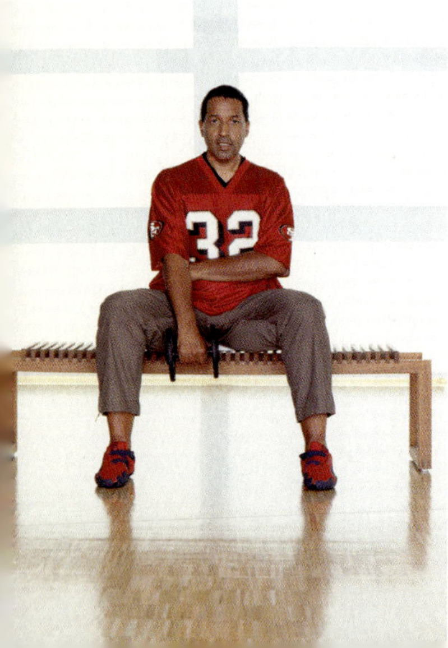

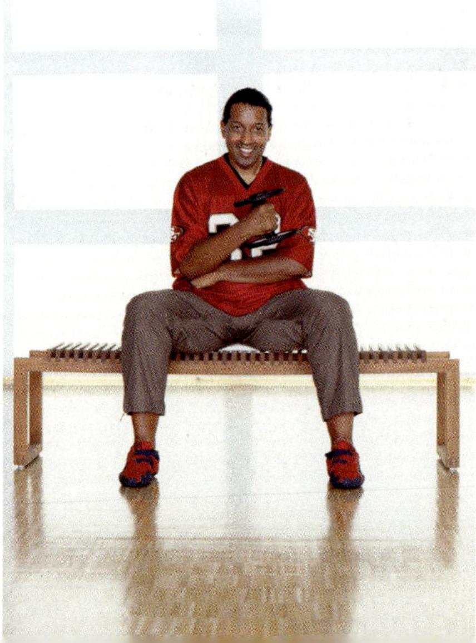

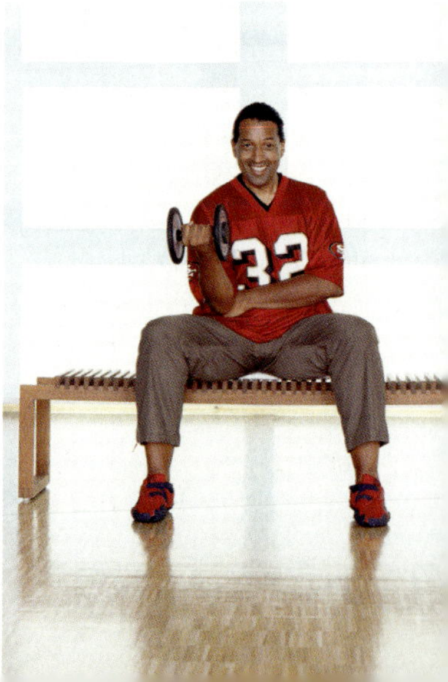

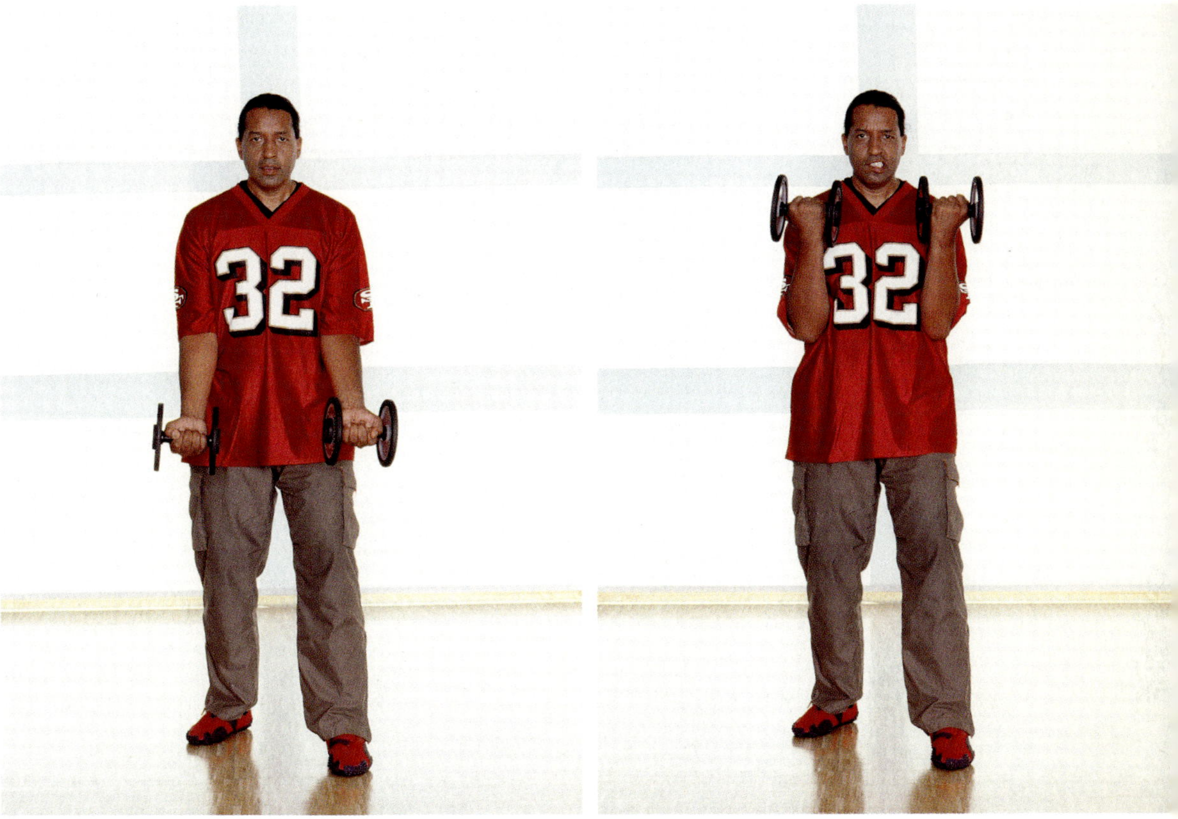

Der Prediger (Preacher Curl)

Sie stehen oder sitzen aufrecht. Die Arme sind ausgestreckt, die Handflächen zeigen nach oben. Sie haben in beiden Händen jeweils eine Hantel. Nun heben Sie beide Unterarme gleichzeitig an. Nachdem Sie fast die Schultern erreicht haben, lassen Sie die Arme wieder sinken. Diese Übung kann man auch machen, indem man eine Hantel hebt und gleichzeitig die andere senkt, quasi konträr zueinander.

Auch funktioniert sie einarmig, Sie können also pro Arm einen Satz machen und dann wechseln.

Als Variation ist es auch möglich, den Prediger in der negativen Variante zu machen, was die Muskeln ein wenig anders belastet: Sie beginnen mit einem gehobenen Arm, senken ihn ab und heben ihn wieder an.

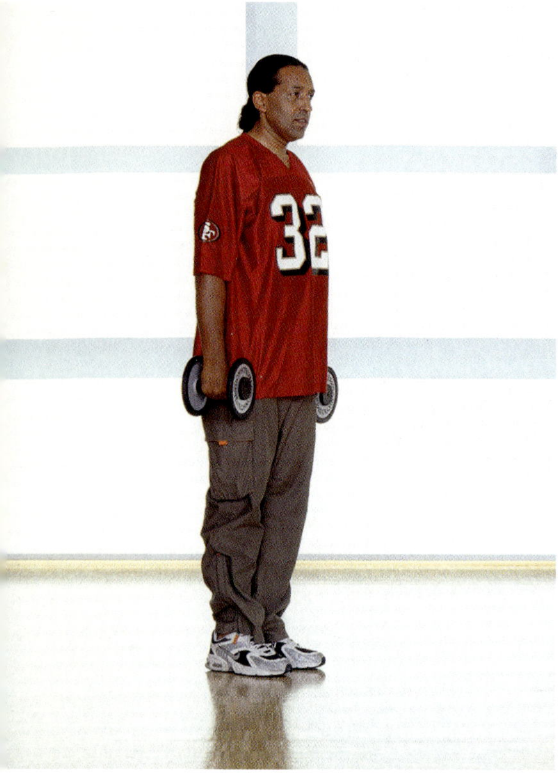

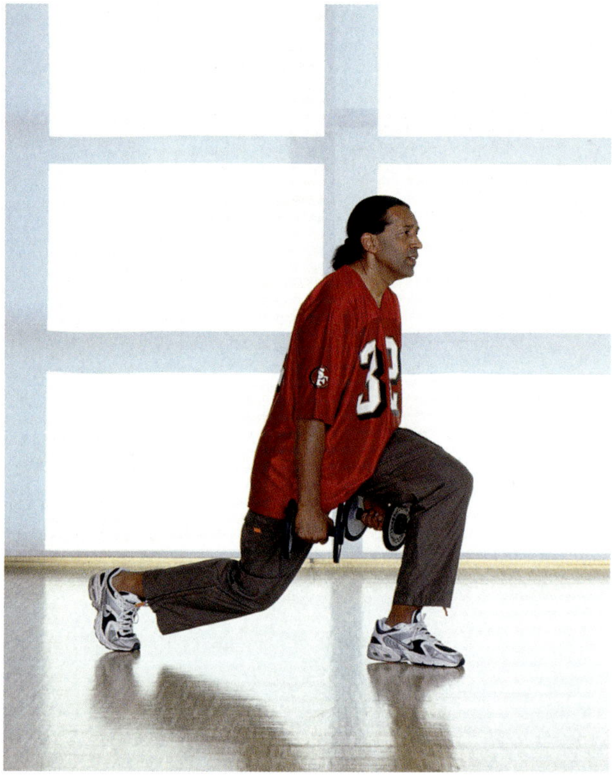

Hintern und Beine

Ausfallschritt (Basic Lunge)

Sie stehen aufrecht, die Füße hüftbreit auseinander, die Hände liegen auf den Hüften. Spannen Sie die Bauchmuskeln an, heben Ihre linke Fußspitze leicht an und machen mit dem linken Bein einen großen Schritt nach vorne. Der linke Oberschenkel sollte parallel zum Boden, das Knie senkrecht über dem Knöchel sein. Die rechte Ferse zeigt nach oben, das rechte Knie ist recht nahe am Boden. Rechter und linker Oberschenkel bilden einen 90-Grad-Winkel. Dann ziehen Sie das Bein wieder zurück in die Ausgangsposition und wiederholen die Bewegung mit dem anderen Bein.

Bei der ganzen Übung bleibt der Oberkörper aufrecht. Achten Sie auch darauf, dass das vordere Knie nicht über die Zehenspitzen ragt.

Wenn Sie die Übung sicher beherrschen, machen Sie sie mit Gewichten, einer Hantel in jeder Hand, die Arme hängen neben dem Körper, die Handflächen zeigen zum Körper.

Eine weitere Steigerung ist die **Travelling Lunge**. Hierbei ziehen Sie nach dem ersten Ausfallschritt das Bein nicht zurück in die Ausgangsposition, sondern laufen quasi weiter nach vorne.

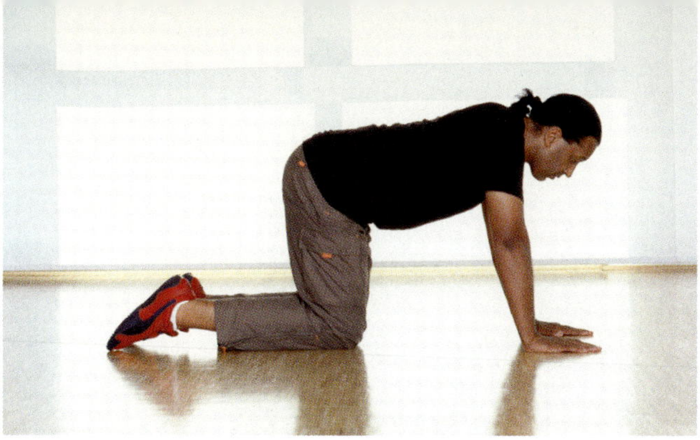

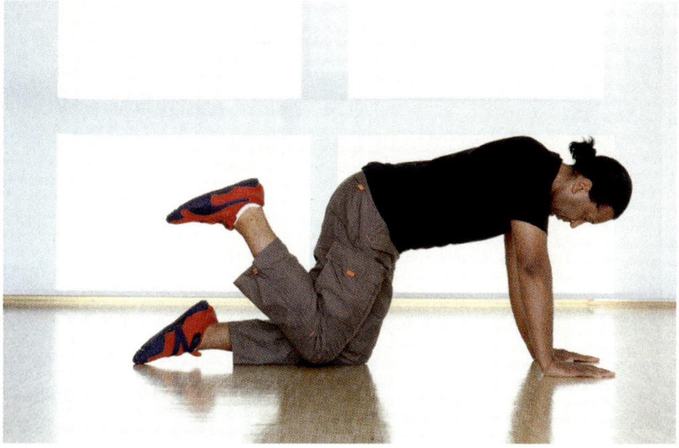

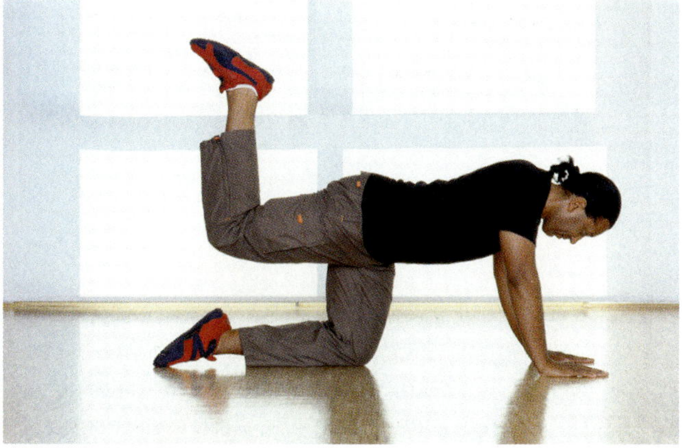

Der Rückhand-Quäler (Kneeling Butt Blaster)

Sie befinden sich im Vierfüßlerstand und stützen sich auf Ihren Händen ab. Die Knie befinden sich direkt unter Ihrer Hüfte, die Ellenbogen unter den Schultern. Nun heben Sie das rechte Bein an, dabei bewegen Sie das Bein aus der Hüfte heraus, das Knie bleibt gebeugt. Heben Sie das rechte Bein immer weiter, bis es nicht mehr geht. Dabei bleibt der Rücken gerade. Dann lassen Sie es langsam wieder sinken. Zwischen jeder Wiederholung sollte Ihr Knie den Boden berühren. Dann wechseln Sie die Seite.

Tipp: Achten Sie darauf, das Bein ganz langsam hoch- und runterzubewegen. Auch sollten Sie aufpassen, dass Sie nicht ins Hohlkreuz gehen.

Oberschenkel-Presse (Quadpress)

Sie beginnen aufrecht im Kniestand, die Arme sind vor dem Körper verschränkt. Manche empfinden es als angenehm, als Knieschutz ein Handtuch unterzulegen. Nun senken Sie sich langsam ab, knicken dabei in der Hüfte ein, der Rumpf muss aber unbedingt senkrecht bleiben. Wenn Ihre Ober- und Unterschenkel so ungefähr bei einem 45-Grad-Winkel angekommen sind, verweilen Sie einen genüsslichen Moment, zählen bis fünf und legen dann den Rückwärtsgang nach oben ein. Versuchen Sie dabei, den Rest des Körpers ganz locker zu halten.

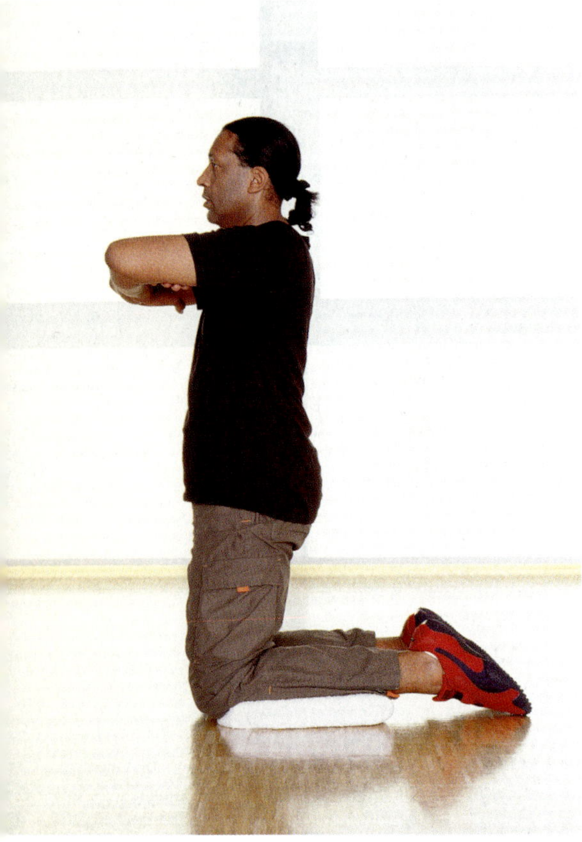

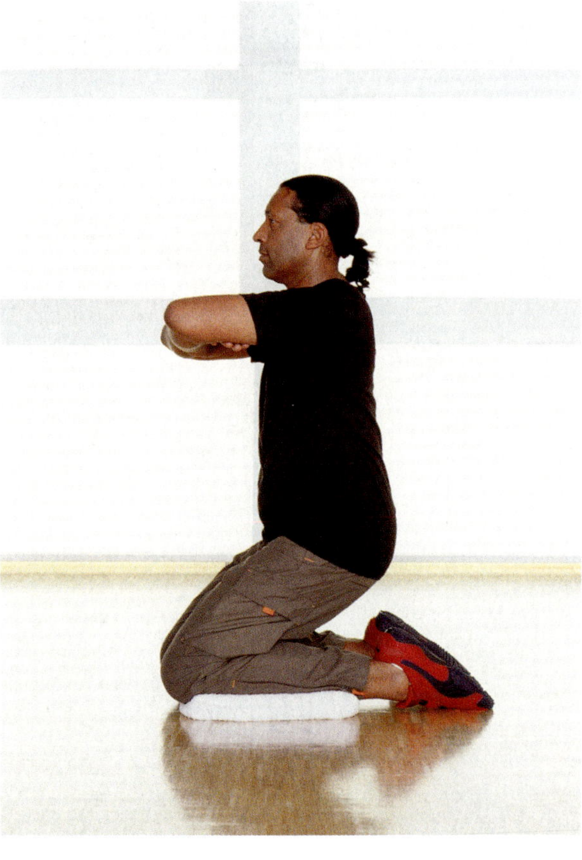

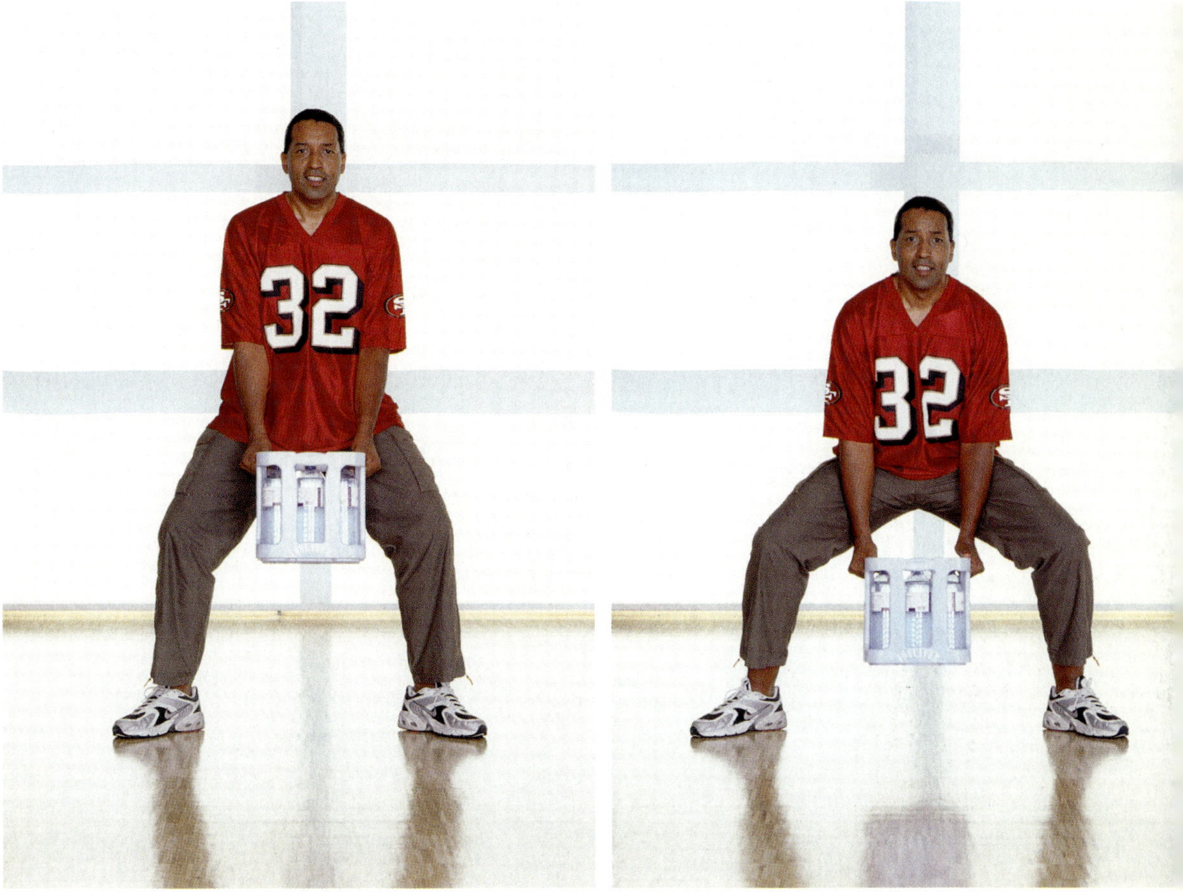

Sumo-Kniebeuge (Duck Squat)

Sie stehen aufrecht, die Füße etwas mehr als schulterbreit auseinander, die Zehenspitzen zeigen nach außen. Halten Sie mit ausgestreckten Armen ein Gewicht in beiden Händen vor Ihrem Körper. Der Oberkörper ist aufrecht, der Bauch angespannt. Nun gehen Sie mit diesem Gewicht in die Kniebeuge, und zwar so tief, bis Ihre Oberschenkel parallel zum Boden sind. Dann richten Sie sich langsam wieder auf, dabei achten Sie darauf, dass die Knie nicht ganz durchgedrückt werden.
Wenn es ein bisschen so aussieht wie bei einem Sumo-Ringer, dann machen Sie die Übung richtig.

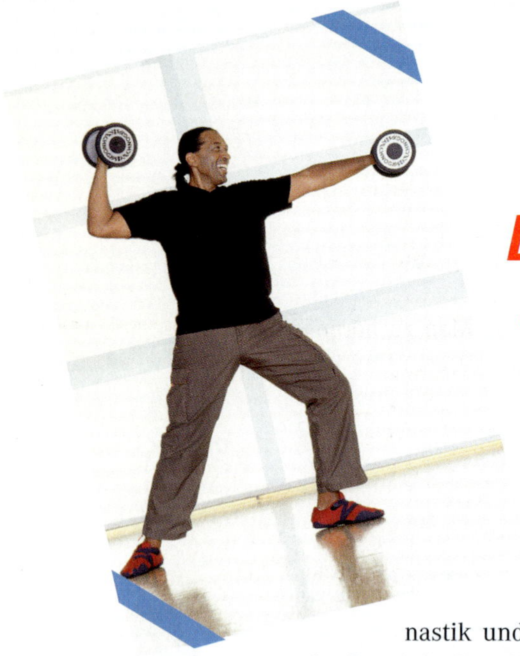

Der neueste Trend in den USA – Iron Yoga

Yoga ist eine alte indische philosophische Lehre, eine Kombination aus Meditation, Askese und körperlichen Übungen. Die Übungen dienen der Entspannung, Konzentration und Körperbeherrschung, und als das Yoga in den Westen kam, wurden Yogaübungen schnell zum festen Bestandteil von Gymnastik und Stretching. Wenn wir von Yoga reden, meinen wir in der Regel die Yogaübungen.

Diese Yogaübungen sind vor allem in Amerika immer wieder verändert und erweitert worden. Nach Hot Yoga und Power Yoga gibt es jetzt was ganz Neues: Iron Yoga (»Eisen-Yoga«) kombiniert Yoga mit Gewichtheben.

Die Entstehung von Iron Yoga

Viele Profisportler benutzen Yogaübungen, um sich aufzuwärmen, um sich nach großen Belastungen zu entspannen, aber auch um neue Kraft zu gewinnen. Iron Yoga wurde angeblich erfunden von einem Triathleten, der sich erholte, nachdem er den legendären Iron-Man-Wettbewerb auf Hawaii gewonnen hatte. Er soll dort gestanden haben, am Strand, und die Yogastellungen absolviert haben. Dabei wurde ihm bewusst, so die Geschichte weiter, dass seine Arme inständig nach einem Workout verlangten: Und so soll er sich ein paar Gewichte geschnappt und in die Yogabewegungen integriert haben.

Diese Geschichte klingt gut ausgedacht, soll aber wahr sein. Tatsache ist, dass Iron Yoga in Amerika mittlerweile zum neuen Trend geworden ist. Dabei half wohl auch, dass es eine Version des Yoga ist, die auch härteste Kerle akzeptieren.

Abwechslung ins Hanteltraining bringen

Ich selbst wurde in Kalifornien zu Yoga bekehrt. Es ist wirklich eine großartige Methode, abzuschalten bzw. zu großer Konzentration und innerer Gelassenheit zu kommen. Wer regelmäßig Yoga macht, kann auch unter Hochdruck und Stress locker leben. In Kalifornien bin ich auch auf das Iron

Yoga gestoßen. Ich nahm wieder einmal Unterricht in Yoga, als mir auffiel, dass in der Ecke des Saales kleine Gymnastikhanteln lagen. Ich fragte, was damit gemacht würde, und bekam die Geschichte des Iron Man zu hören. Das Ganze reizte mich, und ich ließ mir ein paar Übungen zeigen. Und ich muss sagen, es hat mich beeindruckt. Ich machte damals schon lange regelmäßig Yoga, dabei fand ich manche Übungen okay, andere machten mir weniger Spaß. Aber Yoga mit Gewichten, das war schon Klasse. Hier kann man mit relativ kleinen Gewichten sehr viel erreichen.
Dazu kommt, dass Iron Yoga nicht nur ein ziemlich intensiver Workout ist, es ist auch etwas für »Zeitlose«, also all diejenigen, die zu viele Termine haben. Man entspannt sich, konzentriert sich und tut gleichzeitig etwas für bestimmte Muskelzonen. Nebenbei trainiert man Flexibilität, Schnelligkeit und Gleichgewichtssinn.

Wenn Sie bisher noch nie Yoga praktiziert haben, dann sollten Sie erst das klassische Yoga lernen, bevor Sie mit Iron Yoga anfangen. Sie müssen die Grundlagen des Yoga kennen, um von den erweiterten Varianten profitieren zu können.

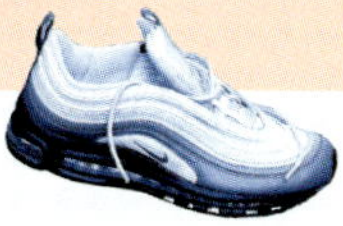

Übungen aus dem Iron Yoga

Die folgenden Übungen bieten nur einen kleinen Ausblick in Sachen Iron Yoga. Das Prinzip ist klar: Klassische Yogaübungen werden mit klassischen einfachen Hantelübungen kombiniert. Wer sich mit beidem auskennt, kann selbst neue Kombinationen erfinden. Ich weiß natürlich nicht, ob sich Iron Yoga in Deutschland durchsetzen wird, aber unabhängig davon können Sie damit Ihr persönliches Trainingsprogramm auflockern. Bevor Sie mit den Übungen beginnen, sollten Sie sich ein paar Tipps zu Herzen nehmen.

Tipps zum Iron-Yoga-Training

- Wärmen Sie sich kurz auf, bevor Sie mit den Übungen beginnen. Sie können auf der Stelle marschieren, laufen, hüpfen oder ein wenig seilspringen ...
- Ein wichtiger Bestandteil des Yoga ist die Atmung. Im Gegensatz zu anderen Muskelübungen atmet man ein, während die Muskeln sich anspannen, und man atmet aus, wenn die Muskeln sich entspannen.
- Machen Sie die Übungen zuerst ohne Gewichte. Wenn Sie den Ablauf beherrschen, starten Sie mit kleinen Gymnastikhanteln. Steigern Sie das Gewicht auf ein Kilo, irgendwann vielleicht auf zwei Kilo.
- Machen Sie alle Bewegungen sehr langsam! Jede Wiederholung sollte zwischen vier und acht Sekunden dauern, und zwar in beide Richtungen: Vier bis acht Sekunden einatmen und vier bis acht Sekunden ausatmen.

In der Klammer steht die indische Bezeichnung der jeweiligen Yogaübung.

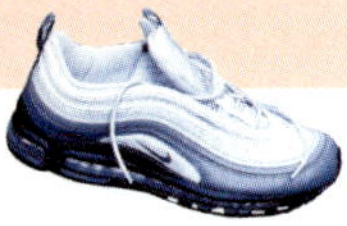

- Jede Übung sollte fünfmal wiederholt werden.
- Wenn Sie alle beschriebenen Übungen machen, dauert dies etwa 20 bis 30 Minuten.
- Iron Yoga ist sehr effektiv, es reichen ein bis zwei Trainingseinheiten von jeweils 30 bis 40 Minuten pro Woche (das beschriebene Programm plus Aufwärmen).

Ausgangsstellung

Beginnen Sie jede Bewegung aufrecht, die Füße sind geschlossen. Achten Sie darauf, sicher und fest auf dem Boden zu stehen. Obwohl echte Yogis nur barfuß sind, ist es auch mit Turnschuhen okay. Die Arme hängen seitlich herunter, in jeder Hand haben Sie eine kleine Hantel, die Handflächen zeigen zum Körper.

Schwebender Sitz (Utkatasana) mit seitlichem Armheben

Sie befinden sich in der Ausgangsstellung und beugen den Oberkörper leicht nach vorne, die Wirbelsäule bleibt dabei gestreckt. Gehen Sie nun langsam in die Hocke, aber nur bis die Oberschenkel fast parallel zum

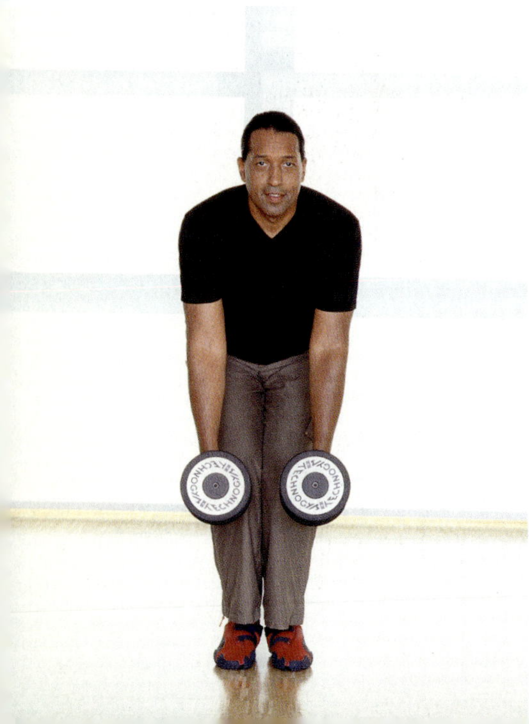

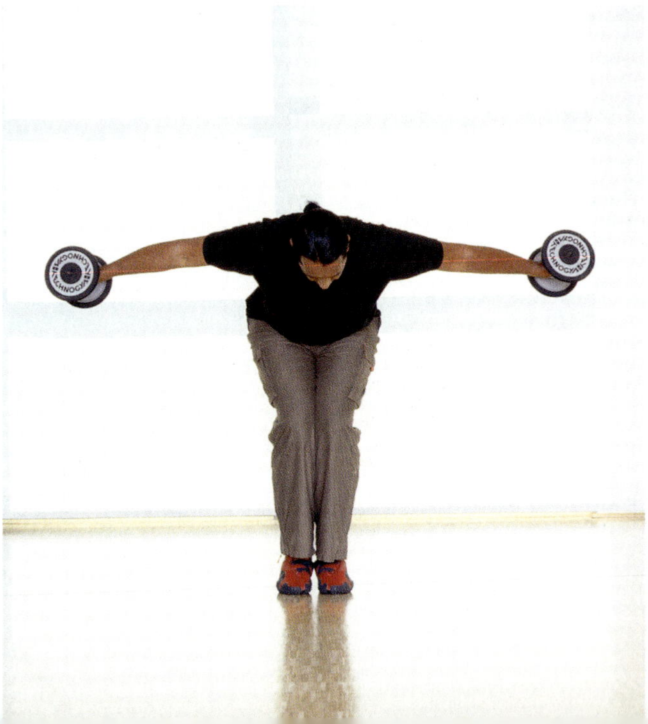

Boden sind. Der Oberkörper sollte ungefähr in einem 45-Grad-Winkel zum Boden sein. Die Arme hängen rechts und links herab, die Handflächen zeigen nach innen. Beim Einatmen heben Sie die Arme seitlich an, bis sie parallel zum Boden sind. Beim Ausatmen senken Sie sie langsam zum Ausgangspunkt zurück.

Schwebender Sitz (Utkatasana) und beidarmiges Rudern

Aus der gleichen Stellung strecken Sie die Arme jetzt nach vorne, diesmal zeigen die Handflächen nach oben, und die Ellenbogen sind leicht gebeugt. Während Sie nun langsam einatmen, ziehen Sie die Hände zum Körper, dabei beugen Sie Ihre Arme und ziehen die Schulterblätter zusammen. Beim Ausatmen lassen Sie die Arme langsam in die Ausgangsposition zurückkehren.

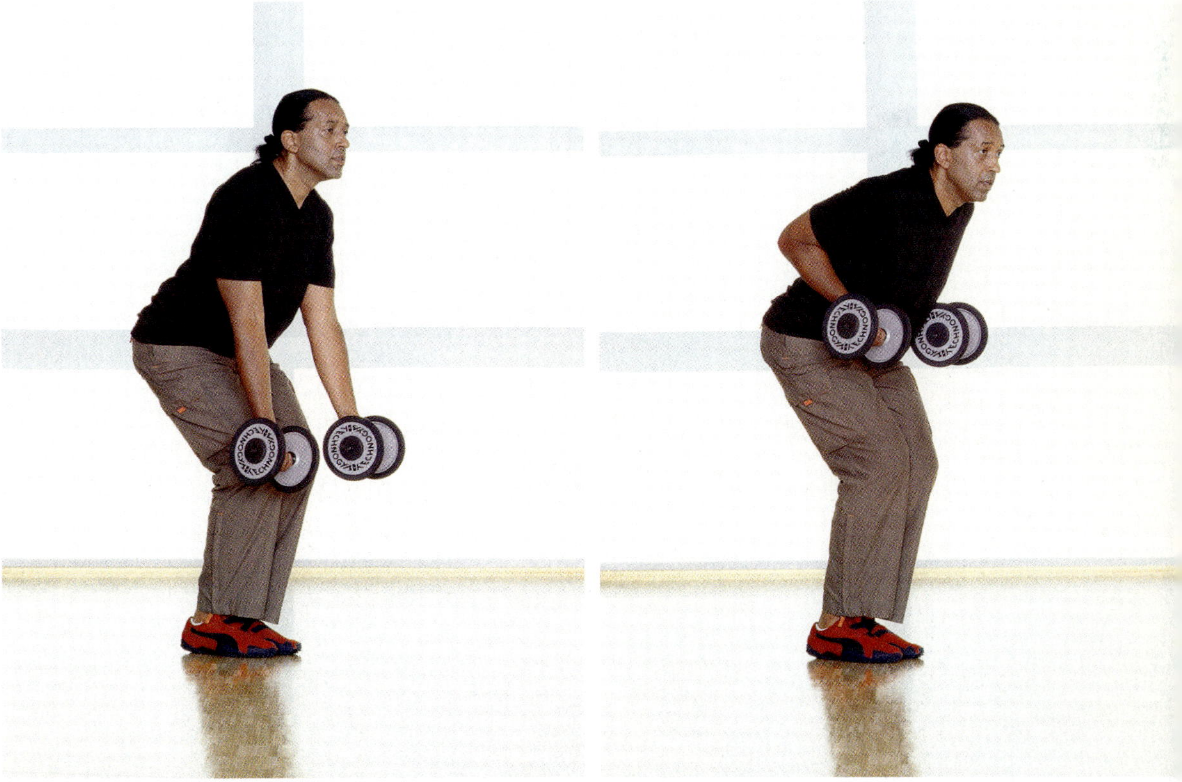

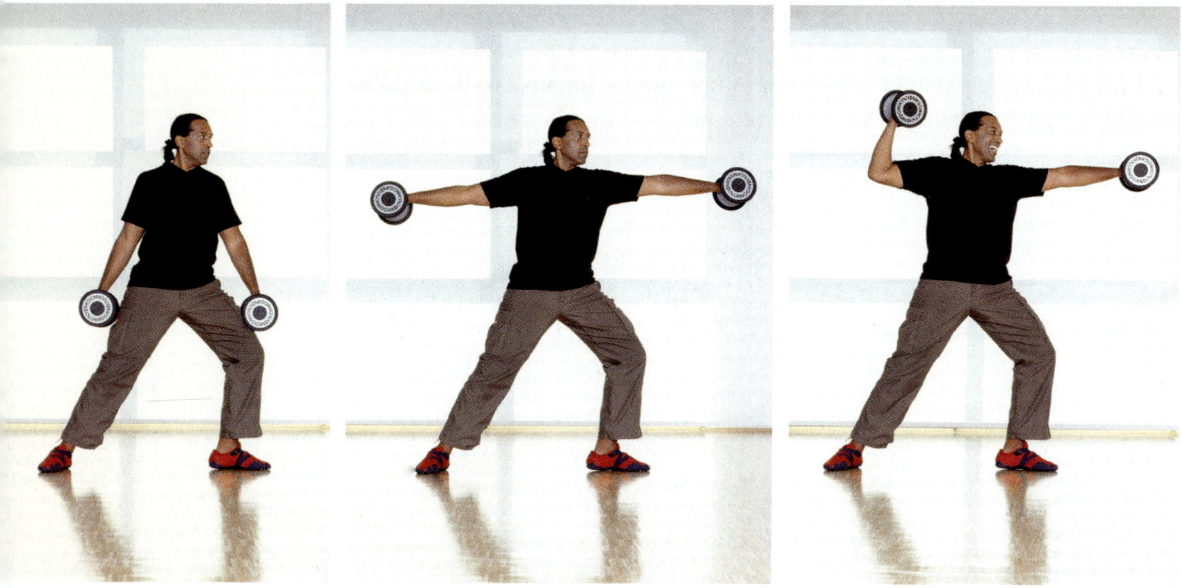

Krieger (Virabhadrasana) mit seitlichem Armheben und Bizepscurl

Nehmen Sie die Ausgangsstellung ein. Dann stellen Sie die Beine weit auseinander. Drehen Sie nun den linken Fuß um 90 Grad nach außen, heben Sie beide gestreckten Arme bis auf Schulterhöhe, die linke Handfläche zeigt nach unten, die rechte nach oben. Beugen Sie das linke Bein, und zwar so tief, bis der Oberschenkel parallel zum Boden ist; das Knie sollte sich über dem Knöchel befinden. Nun wenden Sie den gesamten Oberkörper nach links und richten den Blick auf die linke Hand. Der rechte Fuß bleibt nach vorne gestreckt. So weit die Kriegerstellung.

Jetzt atmen Sie tief ein, während Sie die linke Hand langsam zum Knie absenken. Beim Ausatmen heben Sie den Arm zurück in Schulterhöhe. Danach atmen Sie ein und ziehen die rechte Hand zur rechten Schulter, indem Sie den Arm anwinkeln (Bizepscurl). Beim Ausatmen strecken Sie den Arm wieder.
Danach gehen Sie zurück in die Ausgangsstellung, drehen den rechten Fuß nach außen und wiederholen das Ganze spiegelverkehrt: Den rechten, nach unten gerichteten Arm absenken, den linken, nach oben gerichteten Arm anziehen.

Baum (Vrikshana) mit Oberarm-Presse (Military Press)

Sie stehen aufrecht in der Ausgangsstellung, winkeln dann das rechte Knie an und pressen die Sohle des rechten Fußes auf die Innenseite Ihres linken Oberschenkels. Sollte das zu schwer sein, ist es auch in Ordnung, wenn Sie die Fußsohle auf die Innenseite Ihrer Wade abstützen. Das rechte Knie sollten Sie so weit abspreizen wie möglich. Nun beugen Sie die Ellenbogen und heben beide Hände auf Schulterhöhe, die Handflächen zeigen nach vorne. Atmen Sie tief ein und drücken Sie die Hände langsam nach oben über den Kopf. Richten Sie Ihren Blick auf einen Punkt vor Ihnen, das hilft beim Balancehalten. Beim Ausatmen senken Sie die Hände wieder auf Schulterhöhe.

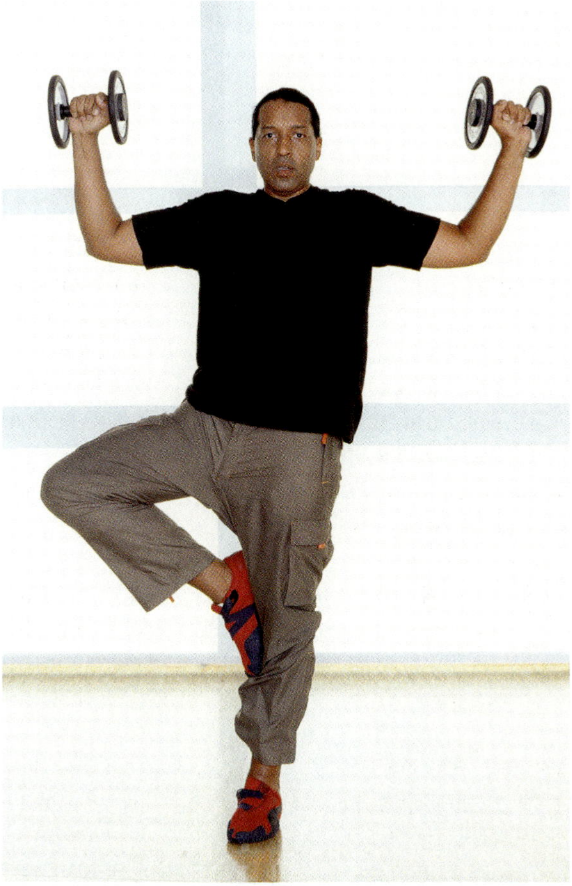

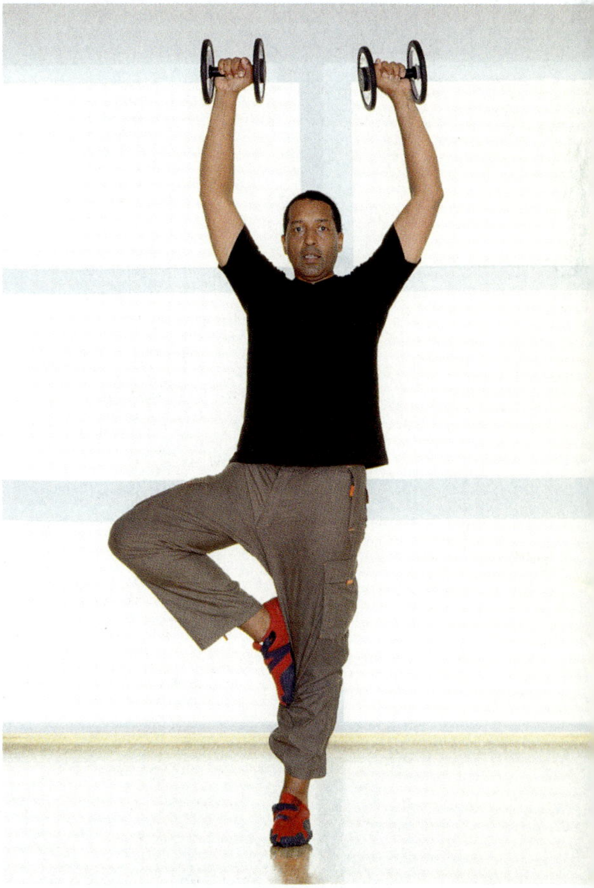

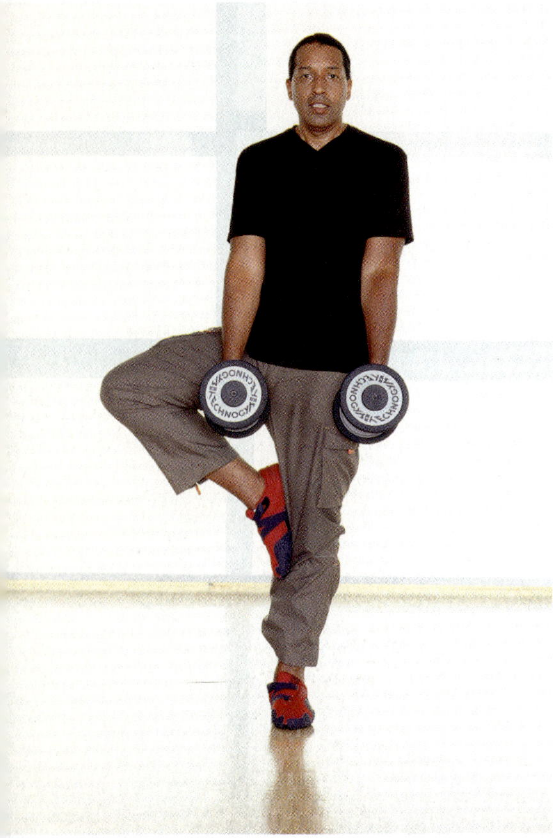

Baum (Vrikshana) und Hammercurl

Nehmen Sie erneut die Baumhaltung ein, aber nehmen Sie nun das andere Bein als Standbein. Die Arme hängen senkrecht runter, die Handflächen zeigen zueinander. Atmen Sie ein und führen Sie die Hände zur Schulter, indem Sie dic Arme beugen. Beim Ausatmen werden die Arme wieder gestreckt.

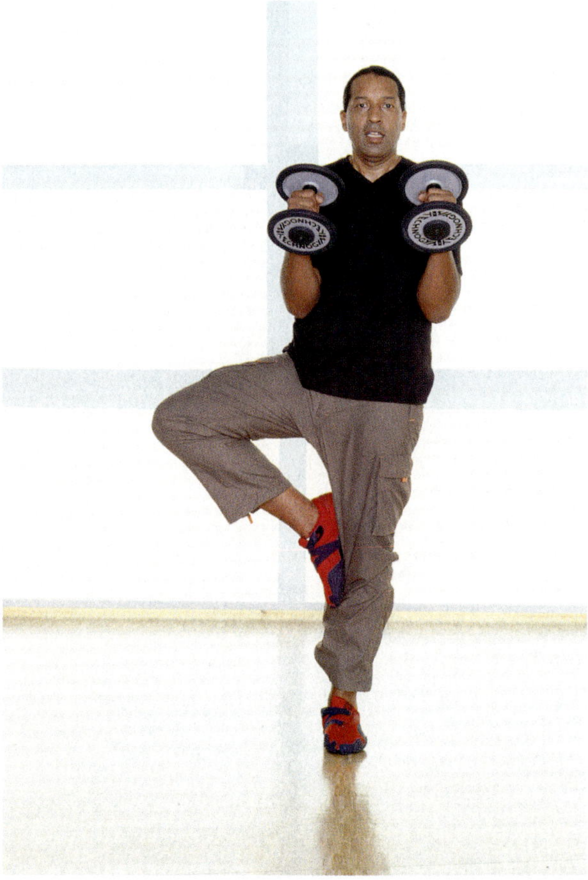

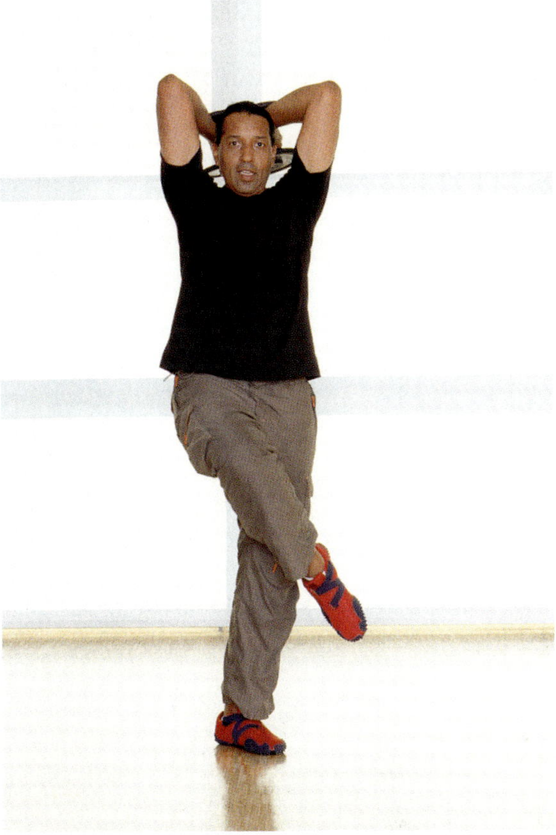

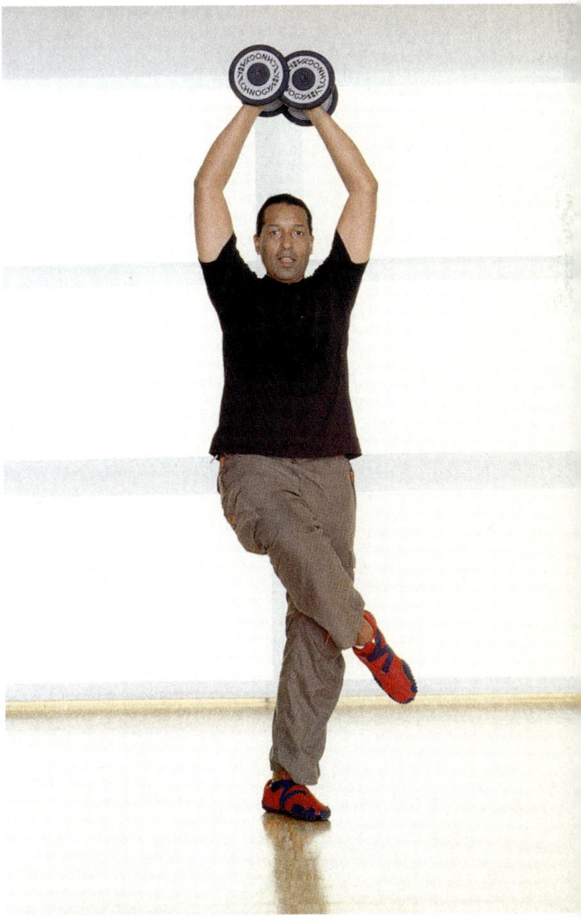

Adler (Garudasana) mit Trizeps-Übung

Aus der Ausgangsstellung heraus winden Sie das rechte Bein von vorne über das linke Bein. Wenn Sie gelenkig genug sind, »klemmen« Sie den rechten Fuß hinter die linke Wade. Dabei ist das linke Bein leicht gebeugt. Die Gewichte halten Sie im Nacken: Die Ellenbogen zeigen zur Decke, die Oberarme befinden sich neben den Ohren. Beim Einatmen heben Sie die Hanteln hoch, strecken also Ihre Arme aus. Beim Ausatmen lassen Sie die Hanteln wieder in den Nacken wandern.

Motivation

Sie haben bisher jede Menge Übungen kennen gelernt und vielleicht die ein oder andere schon ausprobiert. Doch der Weg des Turnschuhs besteht aus mehr. Es geht darum, von nun an konsequent etwas für Ihre Gesundheit und Fitness zu tun. Doch aller Anfang ist schwer. Und das Durchhalten ist noch schwerer. Daher geht es nun an die Umsetzung all Ihrer Erkenntnisse und guten Vorsätze. Dafür gebe ich Ihnen zunächst ein paar praktische Tipps.

Ihr persönliches Fitness-Programm sollte zu einem festen Bestandteil Ihres Lebens werden. Wie schon erwähnt, hilft es auch, sich zum Sport zu verabreden, ob zum Laufen, zum Schwimmen oder zum Besuch eines Fitness-Studios.

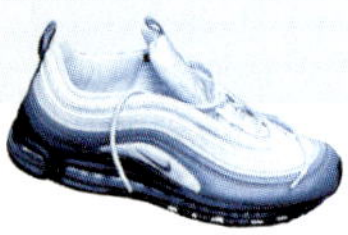

Setzen Sie sich Ziele!

Setzen Sie sich zum einen kurzfristige Ziele, etwa: Ich will es schaffen, einmal ohne Pause um den See herumzulaufen, und das in den nächsten zwei Monaten. Dazu können sich langfristige Ziele gesellen, zum Beispiel in den nächsten zwei Jahren zehn Kilo abzunehmen. Erreichte Ziele abhaken zu können motiviert enorm.

Planen Sie Ihre Fitness

Sie sind es gewohnt, Ihr Leben zu planen? Machen Sie es mit der Fitness genauso. Zeitmangel ist der Fitness-Aufgeb-Grund Nummer eins. Wenn Sie um 20.30 Uhr eine Verabredung haben, machen Sie Ihre Übungen von 19.00 bis 19.30 Uhr. Dabei können Sie sich die Nachrichten anschauen, und danach ist noch genügend Zeit zum Duschen und für den Weg. Tragen Sie sich für Joggen oder Fitness-Training feste Zeiten in Ihren Kalender ein. Und halten Sie diese Termine ein. Sie werden erstaunt sein, wie viel Sie schaffen können, wenn Sie ordentlich planen.

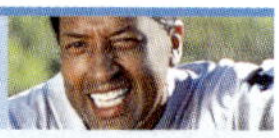

Ich verspreche Ihnen: Nachdem Sie einige Wochen regelmäßig Sport getrieben haben, kommen Sie irgendwann an den Punkt, dass Sie etwas vermissen, wenn Sie mal eine Trainingseinheit ausfallen lassen.

Vier-Wochen-Regel gegen Startschwierigkeiten

In Kalifornien habe ich die Vier-Wochen-Regel kennen gelernt. Ich habe sie selbst ausprobiert – und sie wirkt! Das geht so: Sie stellen sich einen Trainingsplan auf (siehe Seite 111) und versprechen sich selbst, in den ersten vier Wochen kein Training auszulassen, unter gar keinen Umständen. Dies kostet Überwindung, aber gleichzeitig vermittelt es ein beruhigendes Licht-am-Ende-des-Tunnels-Gefühl. Nach vier Wochen haben Sie schon einiges erreicht und hatten Ihre ersten Erfolgserlebnisse. Der Sport ist ein fester Teil Ihres Wochenplans geworden – und kann es nun auch bleiben. Warum auch nicht? Es tut Ihnen gut, und es ist machbar, wie Sie vier Wochen lang testen konnten.

Trainingspläne

Wenn Sie nur nach Lust und Laune Sport treiben, macht dies zwar Spaß, ist aber letztlich wenig effektiv. Um gezielt den Körper zu straffen und fitter zu werden – und das haben Sie ja vor –, sollten Sie nicht nur regelmäßig trainieren, sondern den Körper auch so fordern, dass er sich weiterentwickelt. Auf Seite 36f. habe ich schon ein wenig darüber gesagt, dass sich der Körper gerne an höhere Anforderungen anpasst, allerdings nur, wenn diese in nicht allzu großen Abständen an ihn gestellt werden. Wird die Last schwerer, baut er die nötigen Mittel auf, also Muskeln oder Ausdauer, und dabei bleibt es. Lässt die Belastung aber nach, dann orientiert er sich an der neuen, schwächeren Herausforderung, baut also wieder ab. Für jeden Trainingsplan gilt daher: Dranbleiben und die Belastung nach und nach ein bisschen steigern.

Ein weiterer Aspekt ist natürlich die Abwechslung. Immer nur das Gleiche wird auf Dauer langweilig, sowohl dem Körper als auch dem Geist. Der Körper reagiert mit Stagnation, der Geist mit Lustlosigkeit – und schon lässt man die ersten Trainingseinheiten ausfallen...

Individuelle Trainingspläne

In diesem Kapitel stelle ich Ihnen drei Trainingspläne vor. Diese können Ihnen als Beispiel und Anregung dienen, vor allem der »Profi-Übungsplan« ist nicht für Anfänger bzw. für Laien geeignet. Hingegen können Sie den »Trainingsplan für Anfänger« als direkte Vorlage nehmen und auf dieser Grundlage Ihren persönlichen Wochenplan erstellen. Doch lassen Sie mich mit meinem persönlichen Fitness-Plan beginnen.

Chernos Fitness-Plan

Mein Fitness-Leben nahm richtige Formen an, als mir Hollywood-Star Ralf Moeller einmal die ganz simplen Prinzipien der Fitness erklärte: »Früher wurde nur gehantelt, also tonnenweise Gewicht gehoben. Heute lebt man mehr eine Kombi aus Ausdauer und Krafttraining.« Und er fuhr fort: »Hier in Santa Monica gibt's eine Treppe, die mehrere hundert Stufen hat. Die speede ich mehrmals hoch und runter, ein unglaublicher Workout, danach gehe ich natürlich noch ins Gold's Gym.« Dies habe ich mir zu Herzen genommen und mir ein Programm aus Ausdauer- und Muskeltraining zusammengestellt.

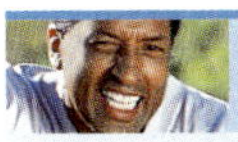

Mein Trainingsprogramm habe ich auf Anregung von Ralf Moeller zusammengestellt. Ich kann es durchhalten, weil ich mir regelmäßige Freiräume schaffe, in denen ich Sport treibe.

	Muskeltraining	Ausdauertraining
Montag		45 Minuten Laufen
Dienstag	60 Minuten Arme, Beine, Bauch, Schultern, Rücken	
Mittwoch		45 Minuten Laufen
Donnerstag	60 Minuten Arme, Beine, Bauch, Schultern, Rücken	
Freitag		45 Minuten Laufen
Samstag	60 Minuten Arme, Beine, Bauch, Schultern, Rücken (unregelmäßig)	Schwimmen bzw. Radfahren
Sonntag	frei	

Die Tipps, die ich Ihnen in diesem Buch gebe, habe ich selbst ausprobiert. Auch bei mir ist die Zeit ein großes Problem, neben meiner mir angeborenen Faulheit. Bei mir klappt es nur, wenn ich mir feste Trainingstermine setze.
Montag, Mittwoch und Freitag laufe ich morgens. Um sieben Uhr treffen wir uns an einem See, den wir in gut 45 Minuten umrunden. Wir, das sind ein ZDF-Kollege, ein Jurist, ein Zeitungsredakteur, ein Kfz-Mechaniker. Wir kennen uns alle schon lange und treffen uns inzwischen fast nur noch am See statt in der Kneipe. Dabei analysieren wir natürlich die politische wie die private Weltlage … In den Wochen meiner Frühschicht verschieben wir das auf 18 Uhr. Die Laufgruppe ist heilig, auch wenn natürlich immer mal irgendwer nicht kann. Jeden zweiten Samstagvormittag, und das möglichst früh, weil sonst das Schwimmbad zu voll ist, gehe ich ins Wasser und ziehe meine Bahnen. Meistens kommt meine Schwester mit. Die anderen Samstage nehme ich das Rad und fahre ins Grüne. Dienstag und Donnerstag sind feste Workout-Tage, manchmal trainiere ich auch am Samstag. Ich mache etwa eine Stunde Muskeltraining, und zwar im Fitness-Studio oder zu Hause bzw. im Hotel, je nachdem, wo ich unterwegs bin. Ich trainiere dann, wenn es in meinen Zeitplan passt, das ist meist abends. Pro Trainingseinheit versuche ich alle Muskelgruppen zu erreichen, also Arme, Beine, Bauch, Schultern und Rücken.
Mit diesem regelmäßigen Programm habe ich es geschafft, vom Aggregatzustand der Couch-Potatoe in den eines fitten Cherno zu gelangen.

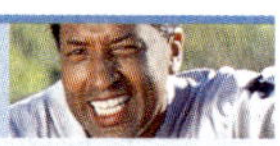

Da ich für meinen Job sehr viel lesen muss, nutze ich neben meinem Wochenprogramm so oft es geht den Fahrradergometer bei mir zu Hause. Ich setze mich einfach auf den Heimtrainer statt auf das Sofa, um Zeitung zu lesen.

Ein Profi-Übungsplan

Der folgende Übungsplan ist Standard bei kalifornischen Schauspielern; für uns Normalos ist das gar nicht zu schaffen. Dabei steht jeden Wochentag Krafttraining auf dem Plan, und dafür wird der Körper in acht Zonen aufgeteilt. Pro Tag werden vier Zonen intensiv trainiert, und dies abwechselnd, sodass die Muskeln eine ausreichende Ruhephase haben. Pro Muskelgruppe macht man fünf Sätze à 15 bis 20 Wiederholungen. Man kann diese fünf Sätze mit einer Übung machen oder sie aufteilen. Wenn man ein Leistungsplateau erreicht hat, dann wird das Gewicht um fünf Prozent erhöht.

	Muskeltraining	Ausdauertraining
Montag	Brust, Rücken, Bizeps, Waden	5 Minuten Aufwärmen 12 Minuten intensiv bei 80 % der max. Herzfrequenz 5 Minuten Stretching
Dienstag	vorderer Oberschenkel, hinterer Oberschenkel, Schultern, Trizeps	s. o.
Mittwoch	Brust, Rücken, Bizeps, Waden	s. o.
Donnerstag	vorderer Oberschenkel, hinterer Oberschenkel, Schultern, Trizeps	s. o.
Freitag	Brust, Rücken, Bizeps, Waden	s. o.
Samstag	vorderer Oberschenkel, hinterer Oberschenkel, Schultern, Trizeps	s. o.
Sonntag	frei	

Die Laien-Variante des Profi-Plans

Wenn Sie Ihr Muskeltraining ebenfalls auf mehrere Tage verteilen möchten, können Sie wie in dem Profi-Plan die Muskelgruppen aufteilen und getrennt trainieren. Für die Anzahl der Sätze und Wiederholungen anfangs zwei, später drei oder vier Sätze mit jeweils acht bis zwölf Wiederholungen. Das Ausdauertraining des Profi-Plans ist für Anfänger nicht zu empfehlen. Trainieren Sie zwei- bis dreimal pro Woche in Ihrer Fettverbrennungszone.

Die Muskeln brauchen nach einem Training mindestens 48 Stunden Pause. Bedenken Sie dies bei Ihrem Trainingsplan.

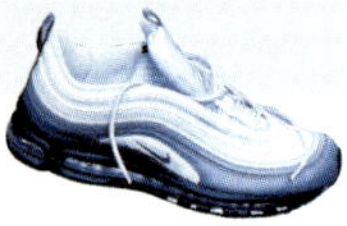

Trainingsplan für Anfänger

Der nachfolgende Plan soll als Beispiel dienen, wie Ihr Training am Anfang aussehen könnte. Sie sehen, dass der wöchentliche Zeitaufwand relativ gering ist, also durchaus gut zu schaffen. Nach einiger Zeit können Sie eine weitere Muskel- oder Ausdauertrainingseinheit hinzufügen, ansonsten intensivieren Sie das Training, indem Sie die Dauer und die Belastung erhöhen. Wenn Sie als absoluter Anfänger Ihr Lauftraining wie auf Seite 24 f. beschrieben aufbauen, fangen Sie mit 15 Minuten Laufen an. In diesen Wochen sollten Sie zusätzlich Rad fahren oder zügig spazieren gehen, um die 30 Minuten zu erreichen.

Der Plan ist nur ein Vorschlag, Sie können die Trainingseinheiten auch auf andere Tage verteilen. Eines sollten Sie jedoch beachten: Zwischen den einzelnen Muskeltrainingseinheiten sollten Sie mindestens einen und maximal drei Tage Pause einlegen. Längere Pausen fordern die Muskeln nicht genügend, kürzere Pausen überfordern sie. In beiden Fällen ist der Trainingseffekt geschmälert.

	Muskeltraining	Ausdauertraining
Montag	frei	
Dienstag	30–40 Minuten: Arme, Beine, Bauch, Schultern, Rücken	
Mittwoch		mindestens 30 Minuten Laufen, Walken, Radfahren o. Ä.
Donnerstag	frei	
Freitag	30–40 Minuten: Arme, Beine, Bauch, Schultern, Rücken	
Samstag		mindestens 30 Minuten Laufen, Walken, Radfahren o. Ä.
Sonntag	frei	

Ihr persönlicher Trainingsplan

Kopieren Sie sich die Tabelle ein paarmal für die ersten Wochen oder schaffen Sie sich ein Trainingstagebuch an. Tragen Sie zunächst ein, wann und wie lange Sie trainieren wollen. Dann ergänzen Sie die Angaben, indem Sie die tatsächliche Dauer, eventuell die konkreten Übungen, die Anzahl der Sätze und Wiederholungen notieren. So können Sie Ihre Erfolge genau nachvollziehen.

_____ *Trainingswoche*

	Muskeltraining **Übungen/Dauer**	**Ausdauertraining** **Sportart/Dauer**
Montag		
Dienstag		
Mittwoch		
Donnerstag		
Freitag		
Samstag		
Sonntag		

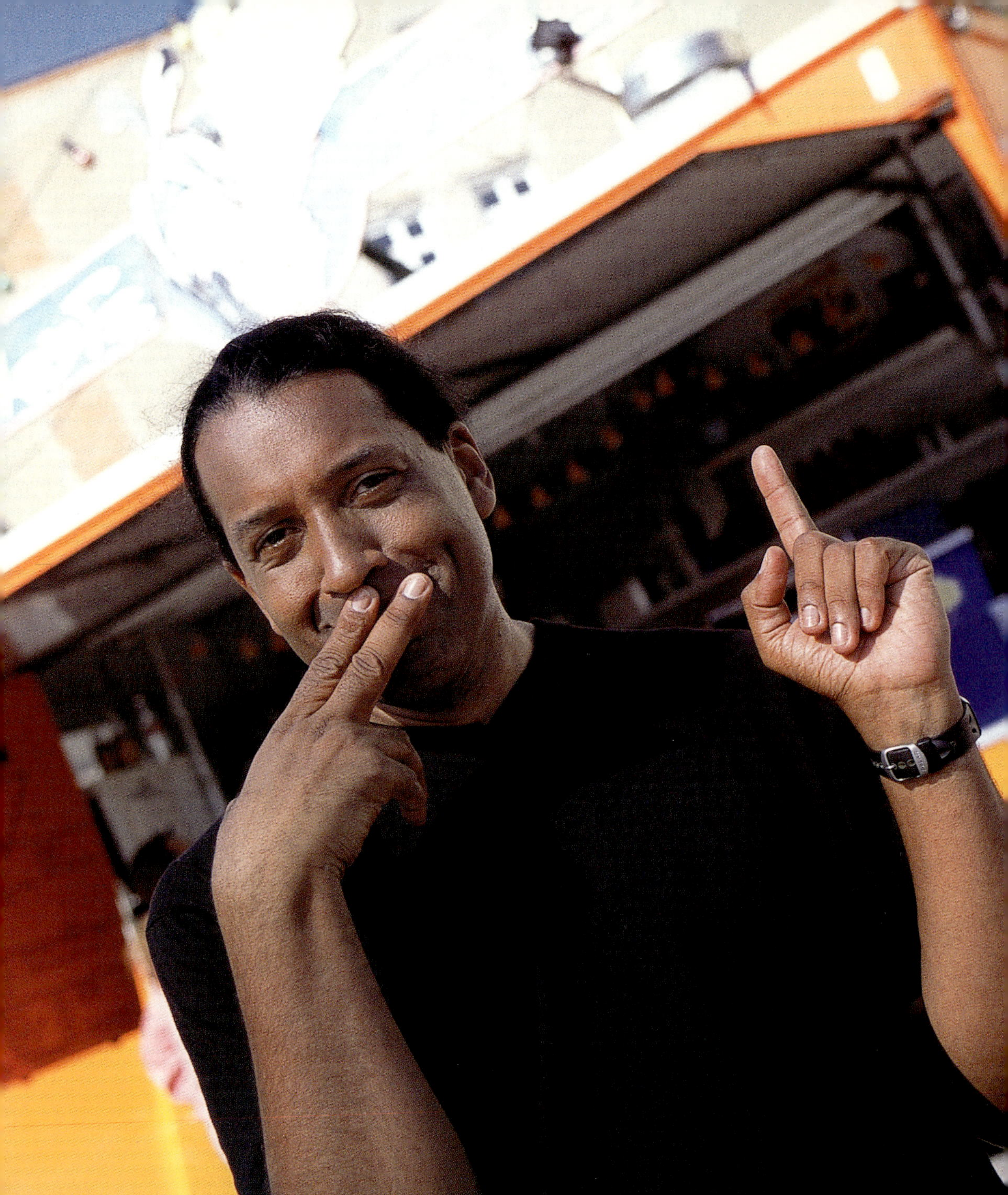

Diäten und andere Irrtümer – Tipps zur schlanken Ernährung

So, nun haben Sie den anstrengenden Teil hinter sich. Aber noch ist die Sache mit dem »Treibstoff« zu klären, ein nicht unerheblicher Punkt für unser positives Körpergefühl. Wer gesund ist, sich seinem Bedarf angemessen und ausgewogen ernährt, der wird sich wohl fühlen und mit seiner Figur keine Probleme haben. Leider ist das heutzutage nicht so einfach. Stress, Hektik, die ständige Verfügbarkeit von fettigen, süßen, aber leckeren Teilchen und Happen führt bei vielen dazu, dass sie schlicht zu viel essen.

Sind wir überhaupt zu dick?

Diese Frage ist mit einem klaren Ja zu beantworten! Das Statistische Bundesamt schlug im April 2004 mal wieder Alarm: 49 (!) Prozent der Erwachsenen tragen zu viele Kilos mit sich herum. Das ist ein Prozent mehr als bei der letzten Erhebung. Interessant ist auch, dass Männer häufiger den Kilo-Kampf verloren hatten als Frauen. 13 Prozent der Deutschen sind nicht nur dick, sondern stark übergewichtig.

Andererseits gab es Zeiten, da Korpulenz ein Zeichen erfolgreichen Wirtschaftens war, und nicht nur zu Rubens Zeiten galten pfundige Frauen als sexy. In den Archiven des amerikanischen Ladies Home Journal findet man in den Heften vom Beginn des 20. Jahrhunderts Leserbriefe trauriger Hungerhaken, die fragen, wie sie zulegen können, um den reichen Kerls den Kopf zu verdrehen. Die wiederum trafen sich im Fat Men Club des jeweiligen Ortes. Dünnsein ist noch nicht so lange schick.

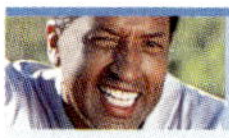

Meine 125 Kilo sah man mir nicht unbedingt an – ich habe einen guten Schneider –, doch ich fühlte mich nicht mehr wohl in meiner Haut. Weil ich mir selbst nicht mehr gefiel, habe ich was geändert, nicht weil andere das wollten.

Was ist eigentlich zu dick?

Was wir als zu dick empfinden, hängt vom persönlichen Geschmack eines jeden ab wie auch von kulturellen Einflüssen. So schreibt manch einer Edmund Stoiber allein dadurch historische Bedeutung zu, weil er als Erster Bayern-Chef wurde, ohne dem traditionellen (bayerischen) Mannsbild mit mindestens drei Zentnern Lebendgewicht zu entsprechen. Halten wir uns daher besser an objektive Kriterien, um dem Übergewicht auf die Spur zu kommen.

Die Weltgesundheitsorganisation (WHO) definiert genau, was Übergewicht ist, und zwar auf der Basis des Body-Mass-Index (BMI). Sie sagt: Übergewichtig ist, wer einen BMI über 25 hat, ein BMI über 30 bedeutet Fettleibigkeit (Adipositas).

Der Body-Mass-Index ist einfach zu errechnen. Man teilt das Körpergewicht durch die Körpergröße im Quadrat. Die Formel lautet:

$$\frac{\text{Körpergewicht in kg}}{(\text{Körpergröße in m})^2} = \text{BMI}$$

Bei einer genauen Bewertung des BMI spielt das Geschlecht eine Rolle:

	Männer	Frauen
Untergewicht	< 20	< 19
Normalgewicht	20–25	19–24
Übergewicht	25–30	24–30
Adipositas (Fettleibigkeit)	30–40	30–40
Schwere Adipositas	> 40	> 40

Dabei ist leichtes Übergewicht im Prinzip kein Problem, wenn man ansonsten gesund ist. Bei hohem Blutdruck, Zucker, Arthrose oder erhöhtem Cholesterinspiegel sollte man jedoch unbedingt abnehmen. Bei einem BMI über 30 muss das Gewicht hingegen dringend reduziert werden, auch wenn man bislang gesund ist. Es besteht ein erhöhtes Risiko für Diabetes und Herzerkrankungen.
Mit zunehmendem Alter steigt der BMI allerdings ein wenig an. So ist bei 35- bis 44-Jährigen ein BMI bis 26 als Normalgewicht zu bezeichnen, von 45 bis 54 Jahren ein BMI bis 27, bei 55- bis 64-Jährigen liegt der Grenzwert bei 28, und über 64-Jährige gelten bei einem BMI bis 29 noch als normalgewichtig.

Dicksein entsteht oft im Kopf. Wenn man sich seine figurunfreundlichen Essgewohnheiten bewusst macht, kann ein Umdenken dabei helfen, sie zu ändern.

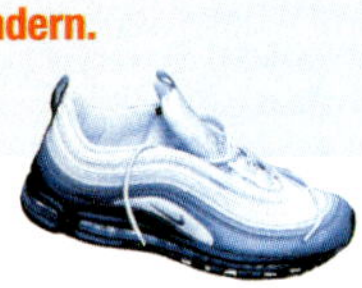

Warum sind so viele dick?

Es gibt wahrscheinlich sehr viele Gründe dafür, dass immer mehr Menschen übergewichtig sind, hier skizziere ich kurz einige Aspekte.
Durch die industrielle Fertigung von Nahrung ist für die meisten Menschen in den Industrieländern Essen ständig verfügbar, und sie können so viel essen, wie sie wollen. Und dazu haben die Nahrungsmittel viel höhere Nährwerte. Durch die industrielle Revolution ist zudem die Nahrungsaufnahme von körperlicher Arbeit entkoppelt. Wir müssen keinen körperlichen Aufwand mehr betreiben, um an Nahrung zu kommen.

In einer Untersuchung zum Essverhalten von Dünnen und Dicken wurde folgendes Experiment gemacht: Es gab zwei Testgruppen, die eine dick, die andere dünn. Getafelt wurde an einem langen Tisch, jeder hatte einen Teller mit Suppe vor sich stehen. Die Teller waren aber so präpariert, dass von unten ständig Suppe nachlief. Die Probanden wurden in Gespräche verwickelt, und es wurde munter gespachtelt. Das Ergebnis: Die Dünnen aßen so ungefähr einen Teller Suppe, eher weniger. Die Dicken aßen ungefähr acht Teller, bevor sie den Löffel ablegten. Daraus wurde geschlossen, dass es Menschen gibt, denen jedweder Sättigungsimpuls fehlt. Diese, und das sind viele von uns, merken es nicht, sondern müssen bewusst entscheiden, dass sie satt sind. Fazit: Dicksein entsteht oft im Kopf.
Und dann gibt es auch noch das Eichhörnchenprinzip: Man isst so viel man kann, denn es könnten ja schlechte Zeiten kommen, und bis dahin muss man sich einen Vorrat im wahrsten Sinne des Wortes anfressen. Nun ist es in unseren Tagen aber so, dass der Kühlschrank sommers wic winters meistens voll ist. Das heißt: Diese modernen Eichhörnchen haben ein Problem, weil sie essen und essen und essen. Auch dies kann nur im Kopf gelöst werden.
Kulturelle Angewohnheiten beeinflussen unser Essverhalten, indem sie uns die Mahlzeiten praktisch vorschreiben: Wir frühstücken, weil es Morgen ist, wir essen zu Mittag, weil es 12 oder 13 Uhr ist, und am Abend gibt es natürlich Abendbrot. Von Kaffee und Kuchen am Nachmittag ganz zu schweigen. Wir essen, weil es Zeit dafür ist, aber nur selten, weil wir Hunger haben. Der Stundenplan bestimmt unsere Nahrungsaufnahme.
Die Schlussfolgerung ist einfach und für jeden machbar: Essen Sie nur, wenn Sie Hunger haben. Hören Sie auf zu essen, wenn Sie satt sind! Sie werden erstaunt sein, wie wenig man eigentlich braucht.

Warum war ich so dick?

Mein eigenes Übergewicht resultierte aus einer Kombination aus allem. In und nach armen Studentenjahren freute ich mich über jeden vollen Teller. Und der wurde dann auch immer geleert, wer weiß, wann es wieder was geben würde. Etwas übrig zu lassen oder gar nicht anzurühren, und sei es auch nur der Nachtisch, wäre mir nicht in den Sinn gekommen. Erst als ich mir dies bewusst machte und wirklich nur noch aß, wenn ich Hunger hatte, fing ich an, mit einem normalen Körpergewicht zu leben. Ich musste mir sogar angewöhnen, weniger einzukaufen, da ich die Lebensmittel im Kühlschrank gar nicht alle aufessen konnte und viel wegwerfen musste.

Tricks für den Weg zum Normalgewicht

Die grundlegende Regel, nur noch zu essen, wenn und solange ich Hunger habe, war die Basis für meinen Weg zum Normalgewicht. Daneben lernte ich noch so manch andere, kleine simple Dinge, die aber äußerst effektiv sind.

- Entdecken Sie die Langsamkeit: Genießen Sie jeden Bissen, freuen Sie sich darüber! Nur dann haben Sie eine Chance, Ihrer Hungerattacke, Ihrem (Fr-)Esstrieb zu entkommen. Wer schnell viel in sich reinstopft, verliert den Überblick über das, was er isst, und geht auseinander.
- Unsere moderne Gesellschaft hat uns gelehrt, hoch aufbereitetes Essen zu genießen. Für viele verwischt das die Wahrnehmung dessen, was wir tatsächlich zu uns nehmen. Essen Sie so viel Frisches wie's geht.
- Vergessen Sie, was Ihnen Ihre Mutter gesagt hat: Der Teller muss leer sein! Vergessen Sie es einfach.
- Ihre Mutter hat natürlich Recht: Essen soll nicht verschwendet werden. Jedoch: Die Lebensmittelmarken wurden vor über 50 Jahren abgeschafft! Das heißt für uns, dass wir in realistischen, sprich, kleinen Mengen einkaufen.
- Apropos Einkauf: Gehen Sie nie wieder hungrig einkaufen. Ein knurrender Magen trübt Ihr Urteilsvermögen im Hinblick auf die benötigten Mengen wie auch die Sorten. Hungrig werden Sie womöglich »schnelle« Kohlenhydrate – vulgo Süßigkeiten – bevorzugen.

Diätenmoden

Natürlich wollen wir alle gerne schlank sein, und wer das nicht ist, beschließt vielleicht, eine Diät zu machen. Doch schnell befindet man sich in einem Teufelskreis – es ist bekannt, dass die meisten Menschen nach einer Diät wieder zunehmen, dies ist der berüchtigte Jo-Jo-Effekt. Sollte man also grundsätzlich auf Diäten verzichten? Mehr dazu gleich, lassen Sie uns erst einmal ansehen, was an den zahlreichen Diäten dran ist. Es gibt und gab immer jede Menge durchaus auch einander widersprechender Diäten. Einige davon haben sich zu regelrechten Moden entwickelt. Ob Essig- oder Alkoholdiät, ob Fleisch absolut verboten oder nur Fleisch erlaubt war – die Bandbreite war groß, und es war ein ständiges Karussell.

Hier die schönsten Beispiele:

- **Bereits 1811 gab es einen gewissen Lord Byron, der all sein Essen in Essig tränkte und es so schaffte, immerhin 35 Kilo abzunehmen.**

- 1860 wurde ein Londoner Beerdigungsunternehmer namens William Banting berühmt mit einer Ernährungsvariante, die es heute noch gibt: mageres Fleisch, trockener Toast, weich gekochte Eier, Gemüse und eine ordentliche Dosis Alkohol. Er nannte es Proteinreiche Diät. Sein Buch »Briefe über Dicklichkeit« (Letters on Corpulence) war ein Bestseller in jenen Tagen.
- 1876 machte ein Mediziner namens Dr. John Harvey Kellogg Furore, der in einem Sanatorium in Michigan arbeitete. Er startete einen Kreuzzug für vegetarisches Leben, war Verfechter des langsamen Kauens, Kalorienzählens, Fastens und regelmäßiger Abführkuren. Ganz nebenbei erfand er auch noch das Körner-in-Milch-Essen – wir nennen das heute Müsli – sowie die Getreideflocken (engl. Cornflakes).
- Einem gewissen Horace Fletcher wurde eine Lebensversicherung versagt, weil er zu dick war. Dieser Mann löste 1898 sein Problem, indem er alles so langsam und so lange kaute (jeden Bissen 50-mal), bis alles flüssig war, und dann erst schluckte. Zur Jahrhundertwende war dieser »Fletcherismus« erstaunlich verbreitet.
- In den 20er-Jahren des 20. Jahrhunderts wurde es populär, Kalorien zu zählen: 600 Kalorien waren das Ideal. In dieser Zeit gab es die erste Hollywood-Diät: 558 Kalorien täglich, und zwar durch Grapefruit, Orangen, Eier und mit Käse überbackenen Pfirsichtoast. All diese Kalorien-Zähl-Diäten beruhen auf der gleichen Denke: Kalorien sind Kalorien, egal wodurch wir sie zu uns nehmen. Und daher sollten es so wenig wie möglich sein.
- Die Gegenbewegung folgte 40 Jahre später: In den 1960ern folgte man Herrmann Tallers Bestseller: »Fett macht schlank – Kalorien zählen nicht«. Viel Fett, viel Eiweiß, wenig Kohlenhydrate war die Devise.
- Ein Dr. Stillmann verfeinerte diese Diät und propagierte ebenfalls wenig Kohlenhydrate und viel Eiweiß, also schlank durch Fleisch und Käse. Er glaubte, dass das Verbrennen von Eiweiß mehr Energie verbraucht.
- Zum Ende des Jahrzehnts wurde es alkoholfreundlich. Durchaus ernst gemeinte Bestseller hießen »Drinking Mens Diet« und »Martinis und Schlagsahne«.
- 1972 erschien dann jener Renner, der heute wieder Schlagzeilen macht: die Atkins-Diät: Dr. Atkins verordnete viel Fleisch – Fett und Eiweiß – und verbannte Kohlenhydrate, also Kartoffeln oder Nudeln, wie auch Fruchtsäfte vom Speisezettel.
- Ende der 70er wird's wieder karger: Die Scarsdale-Diät erlaubte nur 700 Kalorien am Tag und viel Eiweiß.

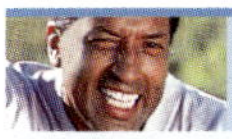

Mit dieser Aufzählung will ich nicht sagen, dass sich grundsätzlich gegen Diäten bin. Aber beeindruckt hat mich das Karussell schon. Übrigens wurde schon so mancher Diätpapst wegen anderer Betrügereien eingelocht.

- Und dann ging's dem Fett an den Kragen: Die Pritikin-Diät legt den Schwerpunkt auf Kohlenhydrate und verteufelt alles Fettige. Dies hält sich bis heute: Low Fat, also wenig Fett, ist nach wie vor die Devise beim Diäthalten. Man soll wenig tierisches Fett zu sich nehmen, teilweise unter zehn Prozent.
- Die wilden 80er gaben uns die Beverly-Hills-Diät. Erfinderin Judy Mazel erlaubte uns schweres Essen, wenn man nur genügend Früchte wie Mangos und Papayas dazu kaute, deren Enzyme das Fett zum Schmelzen bringen sollen.
- Immer wieder tauchte die Trennkost auf. Die Logik ist simpel: Früher aßen die Menschen das, was da war. Also an Jagdtagen Fleisch, sonst nur Körner oder was die Sammler eben fanden, wenn die Jäger keinen Erfolg hatten. Unsere Verdauung funktioniert noch heute nach diesem Prinzip, das heißt, Kohlenhydrate und Eiweiß können gleichzeitig nicht gut verarbeitet werden. Wenn wir daher Kohlenhydrate nicht zusammen mit Eiweiß essen – das ist das Prinzip der Trennkost –, ist die Verdauung effektiver.
- Zum Ende des Jahrtausends wird der alte Lord Byron hervorgekramt: Alles wird wieder essigsauer, genauer gesagt soll Apfelessig helfen, schneller das Fett zu verbrennen. Man nehme jeden Morgen mehrere Esslöffel.
- Atkins versucht ein Comeback und hat Erfolg: Zur Jahrtausendwende zündet die Neuauflage der 30 Jahre alten Idee auf einmal, Atkins wird Kult.
- An diesen Erfolg hängte sich im letzten Jahr ein Arzt aus Miami namens Arthur Agatson. Mit seiner South-Beach-Diät war er Begründer der »Low Carb«-Welle: Kohlenhydrate sollten reduziert werden, allerdings vor allem Weißmehl, Zucker und Alkohol. Wie bei Atkins ist Fett erlaubt, aber vor allem pflanzliche Fette und Fischöl/-fett, weniger tierische Fette. Ansonsten ist sein Speiseplan abwechslungsreicher und ausgewogener als bei Atkins.
- Nicht zu vergessen ist die hierzulande gerade sehr populäre Glyx-Diät. Sie beruht auf der Unterscheidung von »guten« und »schlechten« Kohlenhydraten. Schlechte sind solche, die die Blutzuckerwerte rasch ansteigen lassen, sie befinden sich vor allem in Weißmehlprodukten. Die hohen Blutzuckerwerte veranlassen die Bauchspeicheldrüse, schnell viel Insulin ins Blut zu kippen, was den Blutzuckerspiegel nach einer Weile stark absinken lässt. Diese Unterzuckerung löst wiederum Hungergefühle aus, obwohl man satt ist. Der hohe Insulinspiegel verhindert außerdem den Abbau von Körperfett. Bei hochwertigen Kohlenhydraten ist all dies nicht der Fall. Der glykämische Index (Glyx) eines Nahrungsmittels gibt Auskunft über die Wertigkeit der darin enthaltenen Kohlenhydrate. Am schlechtesten schneiden Weißbrot, Süßes und Alkohol ab.

Welche Diät wirkt wirklich?

Schaue ich mir dieses Diäten-Karussell an, lehrt es mich vor allem, dass sich bestimmte Grundprinzipien immer wiederholen. Den meisten Diäten ist gemein, dass sie die Nahrungsaufnahme stark einschränken, dadurch nimmt man natürlich ab. Letztlich würden wahrscheinlich alle diese Diäten funktionieren, wenn man sie in einem gigantischen Feldversuch parallel anwenden würde. Beispielsweise wurde bei einer groß angelegten Studie der amerikanischen Duke-Universität herausgefunden, dass nach sechs Monaten Atkins-Diät der Erfolg größer war als nach einer herkömmlichen fettarmen Diät. Aber nach einem Jahr war der Erfolg bei beiden Diäten nahezu gleich.
Die Diäten wirken also alle irgendwie. Aber warum sind dann immer noch so viele zu dick? Und das trotz großer Diäterfahrung? Sie wissen, worauf ich hinauswill: Das eigentliche Problem ist weniger das Abnehmen, sondern vielmehr das dauerhafte Halten des erreichten Idealgewichts. All wir Diät-Jünger haben leidvolle Erfahrungen mit dem Jo-Jo-Effekt gemacht: Wenn man nach einer erfolgreichen Diät so nach und nach wieder zu seinen normalen Essgewohnheiten zurückkehrt, klettert der Zeiger auf der Waage langsam, aber sicher wieder nach oben.

Der Weg zum Normalgewicht

Nach diversen erfolglos absolvierten Diäten und einigen Jo-Jo-Runden habe ich erkannt, dass ich immer wieder die gleichen Fehler machte. Es ist mir gelungen, diese Diätfehler nach und nach einigermaßen auszumerzen. Aber wie geht's nun weiter? Es muss doch eine Möglichkeit geben, ohne Selbstkasteiung und ohne Kalorientabelle in der Tasche lecker zu essen, sich wohl zu fühlen und ein normales Gewicht zu halten.
Sie können natürlich eine Diät machen. Das kann ganz nützlich sein, um ein Erfolgserlebnis zu haben und seinem persönlichen Idealgewicht zumindest nahe zu kommen. Doch wenn Sie keine Lust auf eine Diät haben, bzw. für die Zeit danach, gibt es einige Kleinigkeiten, die Sie ändern können. Damit können Sie Ihr Gewicht halten bzw. werden es automatisch ganz langsam reduzieren, wenn Sie zu viel wiegen. Ich habe bestimmt sieben bis acht verschiedene Diäten gemacht. Sogar diese widerliche Sache mit dem Essig habe ich probiert. Doch alles ohne Erfolg, mein Gewicht orgelte all die Jahre hoch und runter.

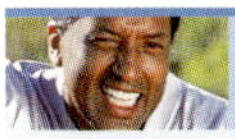

Meine Erkenntnisse über die häufigsten Diätfehler können Sie in der hinteren Umschlagklappe nachlesen.

Verwechseln Sie Hunger nicht mit Appetit! Lernen Sie, auf die Signale Ihres Körpers zu hören – wenn Sie das wirklich wollen, ist es ganz einfach.

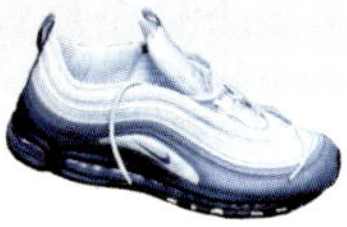

Seien Sie ein Früchtchen

Essen Sie Obst, wann immer Sie können. Auf jedem Buffet, in jedem Hotel, in jedem Büro gibt es immer Obst. Sicherlich, auch Früchte haben Kalorien, sogar Zucker in Form von Fruchtzucker. Aber Obst hat auch Vitamine, Mineralstoffe und dergleichen Nahrhaftes mehr. Obst ist ein Fitmacher, kein Dickmacher. Früchte sind immer gut und gesund. Und ein netter Nebeneffekt: Wer viel Obst isst, hat weniger Gelüste auf Süßes. Lernen Sie wieder, natürliche, frische Nahrungsmittel zu genießen.

Kein Totalverzicht

Okay, Sie haben ein Lieblingsessen, das eine totale Fettbombe ist – Fritten, Pizza, Chips. Verzichten Sie nicht total darauf, gönnen Sie sich ab und an eine Kleinigkeit dieses Schweinkrams. Ab und an meint hier: deutlich seltener als einmal die Woche! Wenn Sie sich die Leckereien nicht ganz versagen, verringern Sie das Risiko eines Rückfalls. Genießen Sie hin und wieder eine kleine Portion davon, also nicht die Wagenradpizza und keine 300-Gramm-Tüte. Kaufen Sie eine kleine Portion oder bereiten Sie zum Beispiel die Pizza selbst zu. Die Vorfreude erhöht außerdem den Genuss.

Essen Sie, wenn Sie Hunger haben

Der Mensch braucht Essen, das steht außer Frage. Aber eben nur eine bestimmte Menge – und unser Körper gibt die entsprechenden Signale. Ich habe es schon erwähnt, aber man kann es nicht oft genug sagen: Gewöhnen Sie sich daran, nur dann zu essen, wenn Sie Hunger haben. Die Tatsache, dass es Mittagszeit ist oder nun mal ein Stück Kuchen auf dem Teller liegt, bedeutet nicht automatisch, dass wir etwas essen müssen.

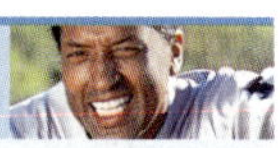

Ein alter Fallenstellertrick ist es, vor jeder Mahlzeit langsam zwei große Gläser Wasser zu trinken. Das macht den Bauch voll und gaukelt Sättigung vor. Und schon wird weniger gegessen.

Trinken Sie viel Wasser

Vergessen Sie nicht, immer genügend zu trinken. Wir Menschen bestehen zu 70 Prozent aus Wasser. Also halten Sie den Level! Die meisten von uns konzentrieren sich ganz aufs Essen, wenn sie abnehmen. Sie essen wenig – und trinken oft auch wenig. Das stört jedoch die Verdauung, was nicht nur für das Abnehmen, sondern auch für Leber, Nieren, Harnwege und Haut ganz schlecht ist. Sie sollten täglich mindestens eineinhalb Liter Wasser oder Saftschorle trinken, und zwar egal, wie viel Sie essen.

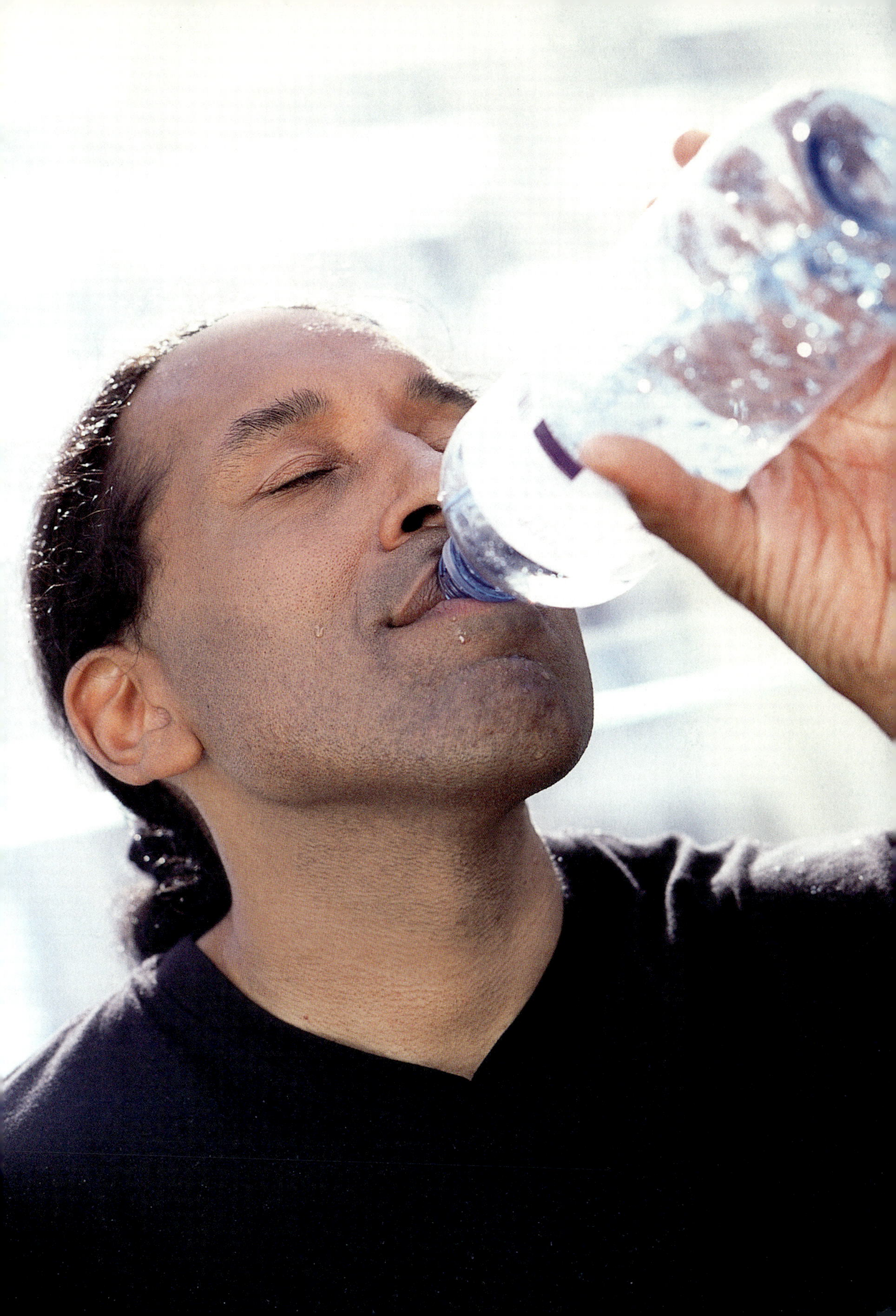

Fangen Sie heute an

Sie haben sich entschieden, eine Diät zu machen oder Ihre Ernährung umzustellen? Super! Aber legen Sie gleich los! Ja, tun Sie's heute! Ich weiß, Sie sind heute Abend eingeladen ... Und in ein paar Tagen ist da noch das Essen mit dem Chef, da kann man richtig reinhauen ... Aber wenn Sie erst morgen anfangen wollen, Ihr Leben zu verändern, kommt bestimmt etwas dazwischen. Und übermorgen auch. Also fangen Sie heute an!

Abnehmen und das Gewicht halten

Wenn man mehr Energie aufnimmt, als man verbraucht, nimmt man zu. An dieser Grundgleichung ist nicht zu rütteln, da helfen auch alle modernen Theorien nicht.

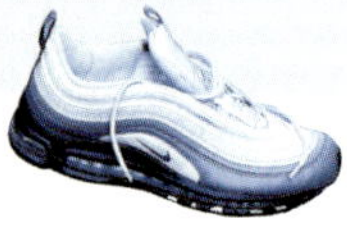

Zusammenfassend kann man die ganze Abnehmerei auf einen simplen Punkt bringen: Die Energieaufnahme sollte nicht größer sein als der Energieverbrauch. Ist die Aufnahme höher, wird der Überschuss als Vorrat angelegt, also auf unseren Hüften deponiert.

Um ein Pfund Fett loszuwerden, muss man einen Energiewert von rund 4000 Kalorien abbauen. Das kann man, indem man mehr Energie verbraucht oder weniger zu sich nimmt. So einfach ist das. Na ja, sagen wir, so einfach klingt das. Aber bevor Sie jetzt Ihren Rettungsring anschauen und ob der vielen überflüssigen Pfunde zu verzweifeln beginnen, bedenken Sie: Rom wurde auch nicht an einem Tag erbaut. Ein Pfund pro Woche abzunehmen ist nicht einfach, aber machbar. Dafür muss man täglich 500 bis 600 Kalorien mehr verbrennen oder eben weniger zu sich nehmen. Ideal ist eine Kombination: Essen Sie weniger und bewegen Sie sich mehr.

Überflüssiges weglassen

Die erste Hälfte – weniger essen – können Sie recht leicht erreichen, indem Sie Kalorienbomben drastisch reduzieren oder ganz weglassen.

- Verkneifen Sie sich weitgehend die kleinen schokoladigen Süßigkeiten, die Chips, die Cola, das Feierabendbier oder den Wein. Ab und zu ist erlaubt, aber dann in kleinen Mengen – zum Genuss.
- Reduzieren Sie auch Ihre Fettaufnahme: Denn Fett, so lecker es auch viele Dinge macht, hat leider doppelt so viele Kalorien wie gleiche Mengen von Kohlenhydraten oder Eiweiß. Streichen Sie Butter, Mayonnaise und fette Wurst so weit es geht aus Ihrem Speiseplan.
- Denken Sie nach über das, was Sie zu sich nehmen: Fruchtnektar hat mehr Kalorien als Apfelschorle, Sahnesoße ist fetter als Tomatensoße usw.

Täglich 30 Minuten Bewegung

Der anderen Hälfte der Kalorien geht es durch erhöhte körperliche Aktivität an den Kragen. Wenn Sie sich täglich eine halbe Stunde richtig bewegen, sind schnell 200 bis 300 Kalorien verbrannt.

- Halten Sie sich an die Klassiker: Nehmen Sie die Treppen statt den Fahrstuhl, erledigen Sie möglichst viel zu Fuß oder mit dem Fahrrad statt mit dem Auto, steigen Sie eine Haltestelle früher aus dem Bus usw.
- Oder fangen Sie an, Sport zu machen: 30 Minuten Ausdauersport am Tag verbrennt nicht nur Kalorien, sondern macht auch noch eine Menge für Ihre übrige Gesundheit.

Langsam, aber sicher zum Ziel

Wenn Sie diese Ratschläge befolgen, dann ist es möglich, in einem Monat vier Pfund abzunehmen, im nächsten Monat weitere vier Pfund usw. Meist geht das Abnehmen nach einer Weile etwas langsamer, und wenn Sie Ihr persönliches Idealgewicht erreicht haben, können Sie es so dauerhaft halten. Verzweifeln Sie also nicht, wenn Ihr Rettungsring nur langsam schmilzt. Denken Sie daran: Sie haben ihn auch über Jahre hinweg herangezüchtet. Und langsam abnehmen heißt in der Regel nachhaltig abnehmen.

Versuchungen widerstehen

Doch was tun Sie gegen die lauten Rufe der guten alten Freunde? Sie gehen durch den Supermarkt, und irgendwann müssen Sie schwer verminte Feindesland durchqueren: die Zucker- und Fettabteilung. Dort sitzen sie im Regal, Ihre Kumpels, die immer zu Ihnen hielten, Sie immer trösteten, mit denen Sie so viele Jahre verbracht haben, und rufen laut, dass sie mitwollen. Da müssen Sie durch. Machen Sie sich bewusst, dass diese säuselnden, den Speichelfluss anregenden Rufe von einer ordinären Chipstüte stammen! Und diese eine Chipstüte bedeutet eineinhalb Stunden Joggen. Eine Flasche Cola ist immer noch eine Stunde, eine Schoki 45 Minuten. Alles zusammen macht fast eine Woche Training.

Ich weiß, Kalorienzählen ist blöd, aber manchmal hilft es beim Durchhalten. Ich kenne Leute, die mit sich selbst dealen, wenn es gar nicht mehr anders geht: Sie trainieren erst mal die doppelte Menge, danach belohnen sie sich mit der alten knusprigen Liebe. Aber höchstens einmal im Monat!

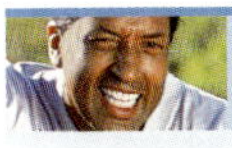

Ich selbst schaffte es nicht, zu reduzieren, also habe ich mich pro Halbjahr von je einem dieser alten Kumpels für immer verabschiedet: zuerst Bonbons, dann Chips, dann Cola, dann Schokolade. Getreu dem Durchhalte-Motto: Nicht zu viel zu schnell.

Schluss

Großartig, Sie haben es geschafft! Sie haben Ihr Essverhalten verändert, sind aktiv geworden und merken schon die ersten Auswirkungen. Da Sie ein rationaler Mensch sind, zudem gebildet, und nie etwas tun würden, was schlecht für Sie ist, wird sich an Ihrem neuen Aggregatzustand nichts ändern, keine Frage, nie wieder. – Falsch, superfalsch!
Die Anfangsbegeisterung schwindet bei jedem! Irgendwann hat man unglaublich Wichtiges gerade an jenem Tag zu tun, an dem man laufen wollte. Termine, Familie, hier ein Event, da 'ne Party und überhaupt, gar nicht so schlimm, läuft doch prima mit der Fitness. Und morgen ist ja auch noch ein Tag.
Um nicht in diese Falle zu tappen, machen Sie sich jeden Tag klar, dass Sie Ihr Leben verändern wollen. Vergessen Sie nicht Ihre Ziele – ob langfristige oder kurzfristige.

Sportlich durch Krisen

Aber dann kommt irgendein Hammer: Die Partnerin läuft weg, Sie vermasseln einen Auftrag, Sie patzen vor dem Oberchef, Sie werden gemobbt, Sie drohen im Stress zu ertrinken oder versinken in Depressionen. In solchen Situationen fallen viele von uns zurück in alte Angewohnheiten wie Frustfressen, ein Bierchen für jeden, der einen nervt. Und überhaupt passte es ja überhaupt nicht in die Zeit, mit dem Rauchen aufzuhören. – Na, klingt irgendetwas von alledem bekannt?
Kein Problem, nach dem ersten Kater werden Sie merken, dass es Ihnen überhaupt nicht weitergeholfen hat. Wenn Sie es jetzt schaffen, Ihren Kadaver in Gang zu setzen, um um den See zu hecheln oder im Fitness-Studio oder zu Hause eine Runde Eisen zu tragen, den doppelten Satz Bauchtraining zu machen, dann merken Sie, dass Bewegung der beste Weg des Stressabbaus ist. Es durchlüftet so nebenbei den Schädel, und die Dinge rücken an ihren Platz. Auch die schwierigsten Zeiten sind mit Sport besser zu ertragen. Natürlich kann der Sport kein soziales Netz ersetzen, das einen in Krisen unterstützt. Es ist aber besser als alle gängigen, gesellschaftlich akzeptierten schlechten Angewohnheiten.
Ich habe die besten Erfahrungen damit gemacht, regelmäßig Sport zu treiben. Ich wog 125 Kilo, und mit so um die 90 Kilo lebt es sich einfach besser. Ich muss mir nicht jeden Tag neu überlegen, ob ich nun trainieren soll oder nicht. Der Sport ist ein fester Bestandteil meines Alltags geworden.

Vergessen Sie nie, wie sehr das Ganze Ihr Leben verändert: Natürlich nehmen Sie ab, aber Sie bekommen auch eine bessere Haltung, sind fitter, gesünder, beweglicher, wirken jünger. Sie haben ein verbessertes Körpergefühl und eine andere Ausstrahlung.

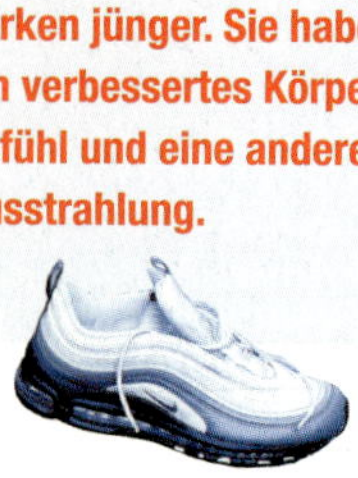

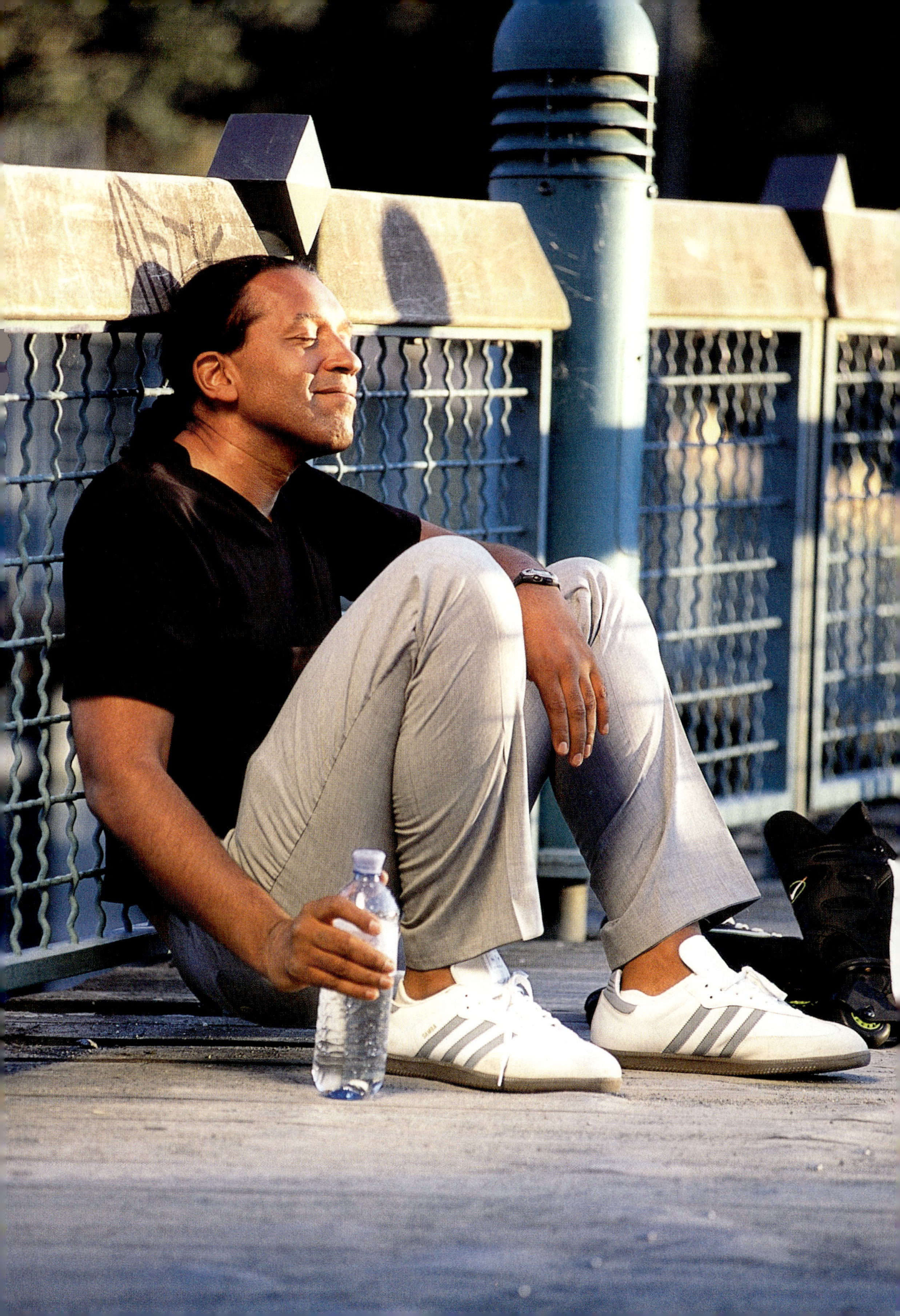

Register

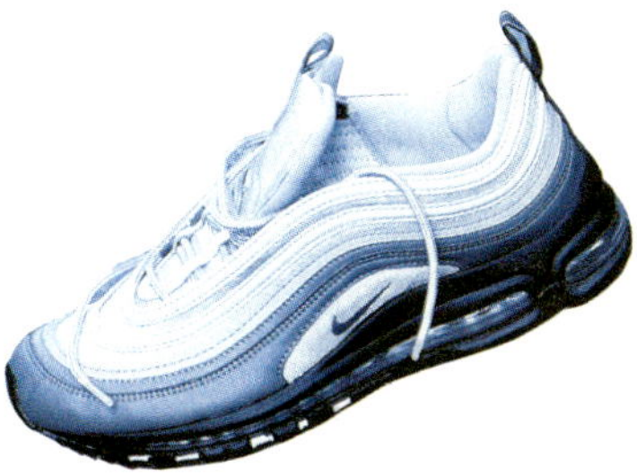

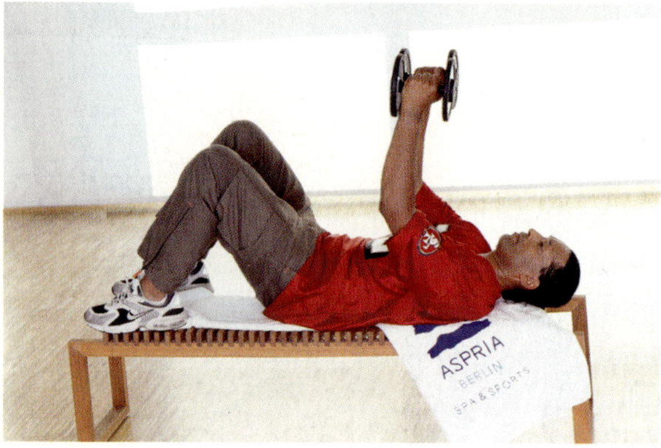

Bibliografische Information Der Deutschen Bibliothek
Die Deutsche Bibliothek verzeichnet diese Publikation in der Deutschen Nationalbibliografie; detaillierte bibliografische Daten sind im Internet über http://dnb.ddb.de abrufbar.

Wichtiger Hinweis:
Die im Buch veröffentlichten Ratschläge wurden von Verfasser und Verlag sorgfältig erarbeitet und geprüft. Eine Garantie kann dennoch nicht übernommen werden. Ebenso ist die Haftung des Verfassers bzw. des Verlages und seiner Beauftragten für Personen-, Sach- und Vermögensschäden ausgeschlossen.

Bildnachweis:
Alle Bildmotive stammen von Norbert Hellinger, München, mit Ausnahme von:
Asics Deutschland GmbH S. 41; Corbis/James Noble S. 16/Joel W. Rogers S. 46; laif/Zanettini S. 47; Mauritius images/E. Gebhardt S. 42; Sigma Sport S. 32 oben.
Für die Location danken wir dem Fitness-Studio ASPRIA in Berlin.

Projektleitung: Bettina Huber
Redaktion: Annette Gillich, Essen
Korrektorat: Karin Leonhart, München
Bildredaktion: Sylvie Busche (Ltg.), Margit Schulzke
Umschlagkonzeption: ZERO, München
Herstellung: Veronika Preisler
Satz: Setzerei Vornehm GmbH, München
Reproduktion: Kaltner Media, Bobingen
Druck und Bindung: Offizin Andersen Nexö, Leipzig
Printed in Germany

ISBN 3-426-64112-7

5 4 3 2 1